急诊分诊指南

Guidelines for Emergency Triage

主　编　赵刿

副主编　朱小平　孙慧敏　张华君　田　钰

编　委（按姓氏音序排列）

  陈海华　陈　珺　陈志桥　干丽红　江　山　金晓晴

  倪绍洲　潘正启　沈　俊　宋小兵　涂小朋　田　钰

  王　岚　王　翔　夏　剑　熊　燕　杨　剑　杨　敏

  杨奇盛　张华君　张利娟　张其红　张　璇　周贤龙

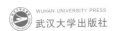

WUHAN UNIVERSITY PRESS
武汉大学出版社

图书在版编目(CIP)数据

急诊分诊指南/赵剡主编;朱小平,孙慧敏,张华君,田钰副主编.—武汉:武汉大学出版社,2013.5
ISBN 978-7-307-10692-5

Ⅰ.急… Ⅱ.①赵… ②朱… ③孙… ④张… ⑤田… Ⅲ.急诊—指南 Ⅳ.R459.7 –62

中国版本图书馆 CIP 数据核字(2013)第 070092 号

责任编辑:任仕元　　　责任校对:王　建　　　版式设计:马　佳

出版发行:武汉大学出版社　(430072　武昌　珞珈山)
(电子邮件:cbs22@whu.edu.cn 网址:www.wdp.com.cn)
印刷:武汉珞珈山学苑印刷有限公司
开本:850×1168　1/32　印张:8.625　字数:230 千字　插页:1
版次:2013 年 5 月第 1 版　　2013 年 5 月第 1 次印刷
ISBN 978-7-307-10692-5　　定价:22.00 元

目录

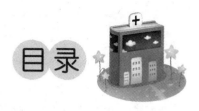

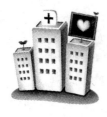

引 言

国外文献及国内急诊资料统计分析表明：在急诊科就诊的患者中只有20%属于真正意义上的急诊患者，80%的患者是非急诊患者。为了使急诊工作有序进行，充分且合理地分配急诊医疗资源和医疗空间，一个高效的急诊分诊系统显得尤为重要，它能从众多的来诊患者中识别出真正危重患者，确定紧急救治的优先权，提高抢救成功率。然而，目前国内还没有统一的急诊分诊标准，分诊标准多为文字性描述，缺乏具体衡量标准，即量化指标，临床护士执行中有一定的难度。本书根据我国分诊现状，参照卫生部2011年8月31日颁布的《急诊病人病情分级试点指导原则（征求意见稿）》的要求及法国急救系统编写的《分诊指南》编写思路编写，旨在给急诊科护士提供一个简便的应用工具，指导急诊分诊工作有效进行。

◎ **分诊级别**

每个矩形代表一个级别并用不同的灰度表示：

黑色：1级；

深灰色：2级；

浅灰色：3级；

白色：4级。

分诊级别图示按从上至下读取，首先读取1级的标志，然后是2级和剩余的级别。

◎ 分诊等级示意图

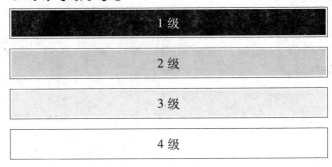

1 级
2 级
3 级
4 级

1.1 我国分诊现状

目前国内大多数医院的急诊室采用对危重病人开通绿色通道优先救治，对一般病人根据护士的初步判断，安排到相关科室就诊的分诊方式。这种分诊方法使重危病人得到了及时救治，但护士的分诊能力将直接影响病人的救治效果。国内尚缺乏统一的分诊系统和具体的操作程序，使分诊护士成为分诊准确与否的主要决定因素，因此，对分诊护士有很高的要求。但实际工作中，因护士对分诊工作的认识与重视程度不同以及业务知识的能力差异而使分诊的准确率参差不齐，所以建立一个高效、便捷的分诊体系是保证分诊质量的关键，也是保证护士分诊准确率的基本保障。因此，在国内建立统一、标准化的分诊系统并在各级医疗机构急诊科逐步实施是我国急诊建设的重要部分。

1. 急诊工作的范畴

急诊工作是医疗工作的重要组成部分，危重急症病人的病情重，变化快，需要及时做出正确诊断并给予恰当治疗。急诊医学的诊断过程与处理原则都严格地遵循赢得时机和挽救生命的核心任务而展开。

急诊工作范畴包括以下 4 个方面：

（1）各种急性病、慢性病的急性发作和急性创伤的救治

（2）危重病人的急救

（3）灾害医学救援

（4）毒理学和急性中毒

2. 分诊室（台）的配备

急诊分诊室（台）需设置在急诊区域明显的位置，一般在急诊科入口处并有醒目标志。病人进入急诊科时，应能立刻看到分诊室（台），分诊护士也能够清楚地看到每位前来就诊的急诊病人，即刻按需提供主动的服务。分诊室（台）应与挂号处相邻，面向候诊区，连接治疗区。病人经过分诊后，可以就近进入相应的治疗区域。分诊室（台）应有宽敞的空间，充足的光线并设有屏风，以便在护理体检时能使病人感到舒适、轻松和便于交谈。分诊室（台）配有电脑（或病人就诊登记本）、电话、对讲机、信号灯、呼叫器、诊查床、候诊椅、饮水机以及护送病人的轮椅、平车等；还需备有各种常用检查器材及记录单，如血压计、听诊器、手电筒、体温表、压舌板、挂号牌、常规化验用品等。

3. 分诊护士应具备的条件

预检分诊作为急诊患者的首站，其分诊准确率将直接影响到急诊工作的医疗、护理质量。且分诊的质量直接关系到病人救治效果和对医院的满意度。高质量的分诊工作可以提高急诊科的救治效果，对保证病人诊治效果起着重要的作用。

急诊分诊护士应具备社会认可的专业性，必须经过专业机构或部门统一标准的培训。

（1）业务能力：分诊护士应由有 3 年以上工作经验、有丰富临床知识的护士担任，应具有能利用专业知识快速评估、将患者正确分类的能力。并应熟悉医院的各项规章制度、本地医疗机构及本院相关领导层的沟通途径，以具备应对和处理各种公共卫生事件的能力。

（2）沟通能力：分诊护士应具有与院内各部门的熟练沟通能力与技巧，能有经验地收集及整理资料，圆满地完成沟通任务。

（3）素质要求：分诊护士必须有高度的责任心和职业道德，具备机智、有主见及有礼貌的品质，应有敏锐的观察能力和急救意识。

4. 分诊护士的角色

凡到急诊室就诊的患者，绝大部分都是病情危急、需及时诊疗或迅速抢救的。分诊护士的工作主要包括：询问病史，测量生命体征，分析病情，做出初步判断，同时根据病情采取及时、适当的措施，配合医疗，确保诊疗工作迅速、准确、有条不紊地进行。因此，分诊护士具有多功能角色。

（1）接诊者：分诊护士应主动迎接每一位就诊者，强调以患者为中心，应用专业知识及敏锐的判断力，运用一定的沟通技巧询问病史，收集资料，测量生命体征及传递信息，合理安排就诊。

（2）咨询者：分诊护士应是最好的倾听者，应不厌其烦地倾听患者的抱怨、担心、害怕，接受其情绪反应，回答患者的疑问，给予安慰、支持，减轻其情绪压力，向患者讲解卫生知识和促进健康的方法。

（3）观察者：分诊护士问病史的过程中应密切观察每一位来诊者的病情变化，安排就诊的先后顺序，不要耽误病情。患者就诊后在分诊观察室中观察，分诊护士仍要密切观察患者对药物的反应及疗效，因为疾病本身就是一个动态变化的过程。

（4）评估者：分诊护士在执行护理活动之后，应具体评估其护理活动是否正确、有效？患者的需要是否获得满足？患者的问题是否消失或减轻？若效果不佳，应及时向医师反映，重新计划及执行新的措施，直到患者的症状改善为止。

（5）分析者：分诊护士应运用护理专业知识与技术，利用医院中现有医疗资源与设施，去分析考虑，找出患者除症状外的隐藏问题，协助医生诊断，以满足患者的真正需要。

（6）辅导者：分诊护士运用护理专业知识及丰富的临床经验判断来诊患者的种类、教育程度及接受程度，给予适当的卫生或健康教育，协助预防疾病恶化或复发，以达到预防疾病、促进健康的目的。

5. 分诊护士的职责

（1）建立优先次序：根据病情的严重程度选择治疗的优先性。

（2）分配救治区域，控制流量。

①通过提高分流缓解拥挤与混乱。

②促进人力资源与设备更有效的利用。

（3）开始合理的护理干预。

①通过准确的初始评估促进患者护理。

②在患者病情有生命危险的情形下提供迅速的干预。

③提供初步评估加速医生的评估。

（4）保持医患沟通，密切医患关系。

①密切护患关系，一旦患者进入急诊科，一位训练有素的医务人员会立刻发现。

②为需要到其他科治疗的患者充当帮助者。

③为仅仅需要信息与指导的患者充当咨询者。

④注意观察等候就诊的患者，随时发现病情变化。

⑤与等候治疗区患者的朋友、亲人沟通。

⑥与警察及急救服务系统建立联系。

（5）在评估与分诊技能方面接受训练。

（6）明确反应时间：从患者挂号到提供医疗资源的时间。

1.2 分诊

◎ 分诊的定义

急诊预检分诊是根据疾病的严重程度、治疗优先的原则和合理利用急诊资源对急诊病人进行快速分类，以确定治疗或进一步处理的优先次序过程。

1. 分诊的目的

分诊的"Triage"一词来源于法语，意思是"进行分类"，最早用于第一次世界大战中确定病人治疗的优先次序。最初在战场上使用军用分诊的主要目的，是尽可能让更多的战士重新投入战斗，因此，那些不严重的伤口可能获得最为优先的诊治权；而医疗救护的分诊是以让最多数量的人员获得生存机会为首要原则，因此，那些最严重而有实际挽救希望的损伤常能得到优先治疗。面对来急诊室就诊的患者，我们不可能同时治疗所有的病人，识别、评估和确定优先顺序便不可或缺。分诊时，不仅要决定优先救治谁，还需考虑病人的救治过程需要哪些医疗资源。当对于需求而言医疗资源相对丰富时，分诊目标是给每个病人以最佳的治疗；当资源严重短缺时，分诊的目标是给最多的人以最大限度的治疗，使更多的人能存活。

2. 分诊制度

（1）分诊必须由临床经验丰富、熟悉业务知识、责任心强、服务态度好的护理人员承担，分诊人员必须坚守工作岗位、不得擅自脱岗。

（2）分诊护士应主动热情地接待每一位前来就诊的病人，进行生命体征检查和病情评估，简明扼要地询问病情重点，进行必要的体检和检验，以便合理分诊，做到不漏诊。

（3）根据病情的轻重缓急快速分流病人，指导就诊。遇有危重病人应直接送抢救室救治，并迅速通知有关医生和护士，然后补办手续。

（4）做好传染病的分诊，对传染病人或可疑传染病人，应安排隔离就诊，避免交叉感染。对传染病人应填写相应的传染病疫情报告单。

（5）遇有严重工伤事故、交通事故及其他突发公共卫生事件或批量伤时，应立即通知科领导及医务科，以便组织抢救。遇涉及刑事、民事纠纷的病人，除向医务科汇报外，还应向公安部门报告。

（6）做好急诊就诊的登记工作，尤其是病人就诊的时间、首诊医生姓名、所属科室、接诊时间和病人转入、转出或死亡时间等，要求记录及时、准确、完整。

3. 国外分诊系统简介

法国急诊护士预检分诊的依据是《分诊指南》，由法国卫生局组织编写，具有法律效力。分诊护士严格按照指南来判断疾病的轻、重，进行分级，因不遵守《分诊指南》而出现医疗纠纷时，会追究当事人的责任。分诊方法中对病人的各种客观指标有明确的量化标准，分诊护士依据收集到的主、客观资料判断病人病情等级。

加拿大预检标尺即5级国际预检系统（5-LNTS）是目前国际上广泛使用的最先进的预检系统，它视病情轻重将病人分为1～5个不同等级，表示病情由重到轻，不同等级的病人等待就诊的时间不同。

美国在20世纪90年代末创立了急诊严重指数（ESI），在不同的急诊室均具有可行性及内在可靠性，ESI 级别与病人的预后密切相关，预检不足发生率低，护士认同操作简便与实用。

澳大利亚的预检系统在 1977 年采用的是将病人分为立即、紧急、及时、非紧急和常规 5 个级别而不考虑具体时间，1989 年进行改良成了 5 种不同颜色来区分病人类别的预检标尺。

英国大多数急诊室采用的是曼彻斯特预检标尺，它是一种 5 级预检标尺，有独特的方法和 52 个流程表来辅助不同主诉病人的分检。每个流程描述了"危及生命、疼痛、出血、急性起病、意识水平和体温"6 个关键性的鉴别指标。

目前国际上大多数国家均采用 5 级分诊系统，体现了很大的实用性。

4. 分级依据

（1）急诊病人病情的严重程度：决定病人就诊及处置的优先次序。

（2）急诊病人占用急诊医疗资源多少。

急诊病人病情分级不仅仅是给病人排序，而是要分流病人，要考虑到安置病人需要哪些急诊医疗资源，使病人在合适的时间去合适的区域获得恰当的诊疗。

5. 分级原则

根据病人病情评估结果进行分级，共分为四级：

级别	标准	
	病情严重程度	需要急诊医疗资源数量
1 级	A 濒危病人	—
2 级	B 危重病人	—
3 级	C 急症病人	≥2
4 级	D 非急症病人	0～1

6. 分诊的级别

参照《急诊病人病情分级试点指导原则（征求意见稿）》，分诊级别如下：

（1）1级——濒危病人：濒危病人是指病情可能随时危及病人生命，需立即采取挽救生命的干预措施，急诊科应合理分配人力和医疗资源进行抢救。

如：气管插管病人、无呼吸或无脉搏病人、急性意识障碍病人以及其他需要采取挽救生命干预措施的病人。

这类病人应立即送入急诊抢救室。

（2）2级——危重病人：危重病人是指病情有可能在短时间内进展至1级，或可能导致严重致残者，应尽快安排接诊，并给予病人相应处置及治疗。病人来诊时呼吸循环状况尚稳定，但其症状的严重性需要很早就引起重视，病人有可能发展为1级。

如：急性意识模糊或定向力障碍、复合伤、心绞痛、严重影响病人自身舒适感的主诉如严重疼痛等。

急诊科需要立即给这类病人提供平车和必要的监护设备。

（3）3级——急症病人：急症病人是指病人目前明确没有在短时间内危及生命或严重致残的征象，病人病情发展为严重疾病和出现严重并发症的可能性很低，也无严重影响病人舒适性的不适，但需要急诊处理缓解病人症状。在留观和候诊过程中若出现生命体征异常，则病情分级应考虑上调一级。

应在一定的时间段内安排病人就诊。

（4）4级——非急症病人：非急症病人是指病人目前没有急性发病症状，无或很少不适主诉，且临床判断需要很少急诊医疗资源的病人。

此类病人可延后处理。

7. 急诊诊治区域划分

（1）红区即抢救监护区，适用于1级和2级病人处置。

（2）黄区即密切观察诊疗区，适用于3级病人，原则上按照时间顺序处置病人，当出现病情变化或分诊护士认为有必要时可考虑提前应诊，病情恶化的病人应被立即送入红区。

（3）绿区即4级病人诊疗区。

8. 分诊程序

1）接诊

　　分诊护士主动、热情地接待病人。急诊病人到达后，分诊护士对其快速评估、分析和判断，急危重病人先安排入抢救室进行急救，其他病人可根据所属科室安排进入相应诊室就诊。所有急诊病人的信息均应进行登记，内容包括就诊日期、时间、病人姓名、性别、年龄，通信地址，初诊或复诊，初步诊断及转归去向等。

　　2）护理评估

　　（1）初级分诊。通过简单快速的评估识别筛选出需要紧急干预的病人。分诊时应考虑以下信息：

　　①当前问题：导致病人来急诊室就诊的问题或情况。

　　②详细的信息。

　　③一般和客观生命体征的评估。

　　④分配优先权及治疗区域：筛选出危重症病人送往复苏室并尽可能快速实施复苏。

　　（2）二级分诊。通过收集更多的细节信息、测量客观生命体征和相关检查来评估那些看起来比较稳定的病人。分诊时应考虑以下信息：

　　①当前问题。

　　②与当前问题有关的其他信息；既往史和过敏史。

　　③客观地定量评估：一般情况；生命体征：意识水平（如AVPU 或 GCS 评分）、呼吸、循环（脉搏、血压、灌注情况）和体温。

　　④分配优先权和治疗区域：保证正确的评估，根据评估分派优先权及合适的治疗区域。

　　（3）三级分诊。指病人在等候就诊时监测病人的情况，当有证据显示病人的病情改变时应重新分诊。

　　3）病情评估

　　分诊护士根据收集的病人资料，估计病情的轻重缓急，安排就诊秩序，使病人得到及时、有效的救治。根据病情将病人分为 4 级：

　　①1 级：病情可能随时危及病人生命，需立即采取挽救生命的干预措施，需要立即复苏。

　　②2 级：病情有可能在短时间内进展至一级，或可能导致严重

致残者,应尽快安排接诊,并给予病人相应处置及治疗。

③3 级:病人目前明确没有在短时间内危及生命或严重致残的征象,无严重影响病人舒适性的不适,但需要急诊处理缓解病人症状。需要尽早治疗。

④4 级:病人目前没有急性发病症状,无或很少不适主诉,且临床判断需要很少急诊医疗资源的病人。

1.3 病人情况的评估

1. 既往史及用药过敏史

既往史提示了病人的基本情况以及相关的危险因素,在分派优先权时占有一定的地位。如一位哮喘病人因呼吸困难而就诊,比一个同样条件下没有相应既往史的人更为危急。此外,我们还必须在医疗文件中明确记录病人的过敏情况。

2. 生命体征

心率、血压、呼吸频率、氧饱和度、体温、疼痛评分等,这些检查都有助于了解病人的一般情况。

3. 心率

有助于对病人的血流动力学进行评估。一般情况下,用仪器对其进行测定,但有时需进行触诊。其部位为手腕处的桡动脉,对于儿童而言,则为肱动脉或者股动脉。在某些情况下,需对脉搏进行触诊以判断其脉率是否规则,是否有危险征象。正常情况下,成人心率在 60~100 次/分,婴儿则为 100~160 次/分,2~4 周岁则为 80~130 次/分,4~10 周岁则为 70~100 次/分。分析心率时还需考虑病人本身情况,如既往史、治疗情况等。

4. 血压

用于判断病人血流动力学情况。为了获得准确的数据:应在测量前让病人休息十分钟,选择大小合适的袖带,将袖带戴在肘上 2cm 处,使手臂与心脏持平测量。注意避免在偏瘫的手臂上进行血压测定。成人正常情况下收缩压为 90~140mmHg,舒张压 60~100mmHg。评估时需根据病人自身情况、既往史以及治疗情况对血压进行分析。

5. 呼吸频率

记录的是每分钟的呼吸次数。成人正常的呼吸频率为 12 ~ 20 次/分，婴儿为 15 ~ 45 次/分，幼儿为 15 ~ 35 次/分。此外，还需对其他相关情况进行测定。深度：呼吸是深还是浅？胸廓是否有正常规律的起伏？节律：呼吸节律是否平整？呼吸频率不仅仅用于判断呼吸困难程度，也反映了呼吸代偿的程度。

6. 氧饱和度

正常情况下应在 95% 以上。以下几种因素会对分析造成困难：肢端血管收缩、贫血、外周灌注不佳。这项指标需要根据病人的既往史进行分析。

7. 手指血糖

指尖取血测定血糖值。这项指标通常在以下情况时测定：晕厥、虚弱、神经系统障碍、昏迷、行为障碍、激惹以及糖尿病病人等。

8. 疼痛评估

疼痛是应当优先考虑的因素之一。疼痛会引起心动过速，血压升高，烦躁不安、神情淡漠等。如果在就诊时对疼痛进行了处理，则有可能干扰分级的判断。在这种情况下，在等待过程中需再次进行评估。

9. 观察

要获得切实有用的临床资料需进行观察。视诊是分级的一项基本要素。

（1）皮肤情况。皮肤黄疸、苍白、灰色、土黄色等，均提示气体交换存在异常。发绀，最易见于肢端、指甲、嘴唇，是缺氧的征象。解开病人衣物以检查是否存在大理石样皮纹，压迫后皮肤恢复色泽时间应低于 3 秒钟。

（2）呼吸频率。测量呼吸频率可以反映呼吸状况，应在平静时进行测量。体位将会对其产生影响，在端坐时则难以进行测定。胸廓的活动情况反映呼吸辅助肌是否参与活动。

（3）瞳孔。正常情况下瞳孔是对称且存在反射的。瞳孔双侧不对称则提示有急性脑损伤或脑血管病可能。此外，还必须检测是否存在瞳孔放大或缩小。

（4）气味。某些疾病具有一些特征性气味，如烂苹果味提示酸中毒等。

（5）语态。多言与沉默寡言一样，提示着精神疾病的可能。而吐词状况则反映了呼吸方面的信息。

（6）身体综合状况。观察病人面容、身体姿态。在进行疼痛评估时，这些观察是有必要的，尤其对于儿童及老年人而言。

（7）眼神。病人眼神常能提供身体状况的信息，需根据病史进行观察。

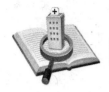

第2章

心血管系统疾病症状

2.1 呼吸心跳骤停

- 所有的呼吸心跳骤停患者都应立即进入抢救室

1. 定义
呼吸心跳骤停是各种原因导致的心跳完全停止的一种状态。

2. 必须测量的生命体征
在任何情况下，除仔细检查颈动脉是否有搏动外，应立即将患者转入抢救室。

3. 问诊须关注的信息
（1）家族和个人既往史
👄仔细询问患者家属或随行人员，了解患者病史以明确病情。

　　重点询问：
👄猝死史

- 心脏病史（心肌梗死、心律失常、心脏传导阻滞、肺栓塞、心肌炎、急性心包填塞等）
- 动脉瘤破裂史
- 终末期癌症史

（2）治疗
- 抗心律失常药
- 抗心绞痛药（硝酸脂类药物、阿司匹林、β受体阻滞剂）
- 抗高血压药
- 化疗药物

（3）过敏史
（4）既往史
- 如果患者呼吸心跳骤停出现在到达抢救室前，抢救医生应向急救人员或家属询问患者呼吸心跳骤停发生时的具体情况。
- 如果患者呼吸心跳骤停出现在急救抢救室内，应立即抢救并询问病史。

（5）病史
- 颈动脉搏动消失
- 自主呼吸消失
- 全身广泛性瘀斑
- 面色苍白、紫绀

4. 应立即采取的措施
- 将患者置于硬床上，去枕平卧
- 给予患者高浓度面罩给氧
- 胸外按压/人工呼吸（节律30/2）

5. 初步诊断
- 休克
  - 感染性休克
  - 心源性休克
  - 低血容量性休克

- 过敏性休克
- 心源性疾病
- 心肌梗死
- 心肌炎
- 心包炎合并急性心包填塞
- 感染性心内膜炎
- 肺栓塞
- 心律失常
- 心脏传导阻滞
- 神经系统性疾病
- 缺血性/出血性脑血管疾病
- 脑动脉瘤破裂
- 颅内高压合并脑疝
- 药物中毒

注意 心脏骤停患者复苏后仍有50%的将会死亡，80%的会出现神经系统后遗症。

2.2 休克

- 所有的休克患者都应立即转入抢救室

1. 定义

休克是各种强烈致病因素作用于机体，使循环功能急剧减退、组织器官微循环灌流严重不足，以致重要生命器官机能、代谢严重障碍的全身危重病理过程。

2. 必须测量的生命体征

- 心率
- 血压
- 体温
- 呼吸频率
- 血氧饱和度
- 血糖
- Glasgow 评分
- 瞳孔对光反射

3. 问诊须关注的信息

（1）家族或个人既往史

- 心源性疾病：冠状动脉病、心律失常、心脏传导阻滞等
- 感染性疾病：肾盂肾炎、脑膜炎、腹膜炎、肺炎等
- 创伤性疾病：车祸、高坠等
- 昆虫叮咬

（2）治疗

- 抗心绞痛药、抗心律失常药
- 抗生素
- 抗组胺药
- 易引起过敏的药物

（3）过敏史

- 已知的过敏源、毛细血管搏动症（Quincke 症）引起的浮肿、过敏性休克

（4）既往史

- 感染性疾病考虑感染性休克

- 过敏性疾病考虑过敏性休克
- 创伤性疾病考虑出血性/低血容量性休克
- 心源性疾病考虑心源性休克

（5）病史

- 下肢出现瘀斑
- 感染系症状（颈项强直、畏光畏声、排尿困难、尿痛、气管支气管充血等），提示感染性休克
- 皮肤过敏征象（荨麻疹）、毛细血管搏动症引起的水肿后呼吸困难，提示过敏性休克
- 外源性创伤或出血，提示出血性/低血容量性休克

4. 应立即采取的措施

- 下肢上抬，休克体位
- 至少开通两条静脉通道输液
- 高浓度面罩氧疗
- 备好肾上腺素

5. 初步诊断

- 感染性休克原因
  - 急性肺炎
  - 腹膜炎、急性胆囊炎
  - 急性肾盂肾炎
  - 脑膜炎、急性脑炎
  - 急性感染性心内膜炎
  - 医院内感染（外周静脉或中心静脉导管、透析管、动脉导管、久置未拔的导管）
- 心源性休克原因
  - 心肌梗死
  - 肺栓塞
  - 急性心包填塞
  - 心律失常或心脏传导阻滞

- 急性心肌心包炎
- 过敏性休克原因
- 蜜蜂叮咬
- 药物性过敏
- 出血性/低血容量休克
- 外出血（股动脉损伤等）
- 内出血（脾破裂、血胸等）

注意

所有类型的休克在抢救的同时应寻找病因。

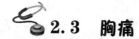

2.3 胸痛

- 休克
- 心搏呼吸骤停
- 抽搐

- 收缩期低血压<90mmHg
- 血压不对称
- 疼痛评分>7
- 压榨性疼痛
- 心血管疾病史

- 疼痛评估>5
- 外伤

- 压痛
- 肋间痛

1. 定义

胸痛是发生于胸部的疼痛。

2. 必须测量的生命体征

- 心率
- 血压
- 体温
- 呼吸频率
- 血氧饱和度
- EVA/EN 疼痛评估

3. 问诊须关注的信息

（1）家族或个人既往史

- 心脏病
- 糖尿病
- 心血管风险因素
  - 冠状动脉粥样硬化综合征
  - 高血压
  - 糖尿病
  - 吸烟
  - 久坐不运动
  - 血脂异常
  - 肥胖

（2）治疗

- 抗心绞痛药（β受体阻滞剂、阿司匹林、硝酸酯类）
- 抗心律失常药
- 镇痛药
- 抗高血压药

（3）过敏史

（4）既往史

- 疼痛起始方式及发展

- 疼痛持续状态：短暂性、持续性、间歇性
- 疼痛类型
  - 压榨性疼痛或单纯不适感
  - 在休息时或劳累时出现
  - 服用药物后可缓解：硝酸甘油
  - 依据体位及呼吸运动而变化
- 疼痛部位
- 放射痛：颈部？下颌？肩部？手臂？胃部？

（5）病史

- 焦虑
- 咳嗽
- 发热
- 恶心呕吐
- 面色苍白，全身发汗
- 呼吸不适感
- 血压不对称

4. 应立即采取的措施

- 安置患者
  - 怀疑有肺栓塞时，取平卧位，严禁站立
  - 怀疑有急性心包填塞时，取坐位
- 测量双上肢血压
- 检查心电图

5. 初步诊断

- 原因（PIED）
  - 心包炎 P
  - 心肌梗死 I
  - 肺栓塞 E
  - 主动脉夹层动脉瘤 D
- 同时，还可能有

- 急性肺炎
- 肋间疼痛（Tietze 症）
- 气胸
- 精神性疾病

注意　　包含至少一种心血管风险因素的胸痛均应考虑冠状动脉性疾病，直到有其他明确诊断依据尚可排除。

2.4　心动过速　心悸

- 心动过速+休克
- 室性心动过速，室颤
- 心动过速+意识丧失

- 曾有过心动过速（收缩期血压>90mmHg）
- 有或怀疑有 Bouveret 病史
- 冠状动脉病史

- 心动过速与疼痛或某种药物有关

1. 定义

心的过速、心悸是测量心率>110 次/分的一种症状。

2. 必须测量的生命体征

- 心率
- 血压
- 体温

◎ 呼吸频率

◎ 血氧饱和度

3. 问诊须关注的信息

(1) 家族或个人既往史

◎ 心脏病：室性心动过速、交界性心动过速（Bouveret 病）、冠状动脉病

◎ 心动起搏器携带者

◎ 高血压

◎ 甲亢

◎ 贫血

◎ 毒理性原因：服用毒麻药品或其他致心动过速药物或食物

◎ 精神性原因：焦虑、紧张、精神病

(2) 治疗

◎ 抗胆碱类药

◎ 抗高血压药

◎ 抗心律失常药

(3) 过敏史

(4) 既往史

◎ 早期心悸

◎ 诱因

● 紧张

● 服用药物

● 饮食习惯：咖啡因、茶碱、酒精

● 运动

(5) 病史

◎ 虚弱

◎ 恐慌

◎ 头晕

◎ 昏厥

◎ 呼吸困难

○ 劳累
○ 胸痛

4. 应立即采取的措施
○ 将患者置床上，安静平卧休息
○ 实时监测患者病情
○ 人工计数脉搏以估计心率
○ 快速心电图检查，以排除致死性原因并进行诊断

5. 初步诊断
○ Bouveret 病
○ 室性心动过速
○ 休克
○ 肺栓塞
○ 心肌梗死
○ 冠状动脉灌流不足
○ 紧张

注意　　心动过速致心脏停搏的病因与引起一般心动过速的病因一样多。

2.5　心动过缓

- 心动过缓合并休克（收缩期血压<90mmHg）
- 心动过缓<30 次/分
- 缺氧性心动过缓

- 出现心动过缓症状（丧失意识）

- 单纯性心动过缓逐渐缓解

1. 定义

心动过缓是测量心率<45 次/分的一种症状。

2. 必须测量的生命体征

- 心率
- 血压
- 体温
- 呼吸频率
- 血氧饱和度

3. 问诊须关注的信息

(1) 家族或个人既往史

- 心脏病史（心律失常或心脏传导阻滞）
- 血管病史（迷走神经兴奋）
- 慢性肾功能不全病史、透析史
- 代谢性障碍疾病史（钙、钾）
- 精神性疾病史（神经性厌食症）
- 习惯耐力性运动（慢跑、自行车运动、游泳）

(2) 治疗

- 洋地黄
- β 受体阻滞剂
- 胺碘酮
- 抗心律失常药
- 排钾利尿药（袢利尿剂）

(3) 过敏史

（4）既往史

◎ 早期心脏搏动减缓

◎ 心动过缓出现时的情况

- 突然出现

- 体力消耗后

◎ 是否出现意识丧失的情况

（5）病史

◎ 心悸，脉搏微弱

◎ 头痛头晕

◎ 腹部疼痛

◎ 全身出冷汗，面色苍白

◎ 消瘦，恶病质

4. 应立即采取的措施

◎ 测量脉搏

◎ 安置并监测患者

◎ 若合并有低血压，应把腿抬高

◎ 若迷走神经兴奋，应备好阿托品

5. 初步诊断

◎ 药物性原因

- 洋地黄

- β受体阻滞剂

- 胺碘酮

- 祥利尿剂

◎ 心源性原因

- 心动过速-过缓综合征

- 颈动脉窦压迫

- 阿-斯综合征

- 昏厥

注意

- 心动过缓需要及时处理，因为它可以很快表现出相应症状，并引起心脏骤停。
- 对运动员来说，心动过缓是一种正常现象。

2.6 高血压

- 恶性高血压
- （SBp ≥ 230mmHg）

- 严重高血压（SBp≥160mmHg）
- 妊娠期高血压或先兆子痫
- 脑血管意外导致的高血压

- 症状性高血压
  （头痛…）

- 偶然发现的无症状简单高血压
  （140≤SBp≤180mmHg）

1. 定义

高血压是病人收缩压≥140mmHg 或者舒张压≥90mmHg 的一种症状。

2. 必须测量的生命体征

- 心率
- 动脉压

◉ 体温

◉ 呼吸频率

3. 问诊须关注的信息

（1）家族或个人既往史

◉ 脑血管意外

◉ 短暂性脑缺血

◉ 糖尿病

◉ 心功能不全

（2）治疗

◉ 抗高血压治疗

◉ 利尿治疗

（3）过敏史

（4）既往史

◉ 早期症状

◉ 合并症状：呼吸困难？胸痛？头痛？轻度晕厥？昏厥？

◉ 症状持续的时间

◉ 危险因素：吸烟、饮食习惯、长期坐着、肥胖、紧张、遗传

（5）病史

◉ 中枢神经系统

- 不适

- 眩晕

- 视力障碍

- TIA

◉ 心脏

- 心悸

- 胸痛

- 呼吸困难

- 双下肢水肿

- 肾脏
  - 口渴
  - 多尿
  - 夜尿症
  - 血尿
- 周围动脉
  - 四肢冰冷
  - 间歇性跛行

4. 应立即采取的措施

- 让患者躺在病床上
- 测双侧血压，若双侧血压不等，应速把病人安置到抢救室，并进行血压监测
- 行心电图检查，看有无心室肥大

5. 初步诊断

- 主动脉夹层
- 急性肺水肿、心功能不全、心绞痛
- 恶性高血压
- 脑血管意外
- 高血压脑病

注意

- 高血压经常出现在一些严重性疾病，如主动脉夹层或脑动脉瘤破裂。
- 必须时刻注意合并症状：如上面两个例子，主动脉夹层的患者会胸痛，而脑动脉瘤的患者会头痛。

2.7　低血压

- 休克
- 瘀斑
- 昏迷
- 急性呼吸困难

- 症状性体位性低血压（有不适感）

- 无休克
- 医源性体位性低血压
- 无症状性体位性低血压（无不适感）

1. 定义
低血压是病人收缩压<90mmHg 的一种症状。

2. 必须测量的生命体征
- 心率
- 动脉压
- 血氧饱和度
- 血糖

3. 问诊须关注的信息
（1）家族或个人既往史
- 心脏病
- 慢性低血压
- 慢性虚弱，抑郁

(2) 治疗
- 利尿剂
- β 受体阻滞剂
- 钙通道阻滞剂
- 抗抑郁药
- 镇静药

(3) 过敏史

(4) 既往史
- 早期症状
- 危险因素

  - 输血
  - 运动过度
  - 服用农药、毒药或接触强力过敏原
  - 严重创伤

(5) 病史
- 劳累
- 站立位头晕
- 黑蒙：视力障碍
- 乏力感
- 打呵欠
- 全身发汗
- 恶心呕吐
- 意识丧失
- 耳鸣

4. 应立即采取的措施
- 让患者平躺在病床上，双下肢上抬
- 监护血压

5. 初步诊断
- 心脏病原因

- 心律失常
- 心功能不全

药物性原因

- 利尿剂
- β 受体阻滞剂
- 钙离子阻滞剂

注意

医源性体位引起的低血压是引起老年人不适症状的首要原因。

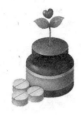

第3章

呼吸系统疾病症状

3.1　急性呼吸窘迫

- 呼吸停止或暂停 Glasgow 评分<12
- 全身性发绀
- 活动性咯血
- 吸气性呼吸困难（血管神经性水肿）
- 失语
- 呼吸延长，腹部异常呼吸
- 哮喘急性发作，呼气峰流速<150L/min

- 轻度呼吸困难
- 败血症症状(体温升高、体温降低,皮肤斑纹,出汗,皮肤黏膜极度苍白)
- 听诊可闻及哮鸣音
- 不能平卧
- 烦躁不安,精神恍惚
- 过敏(急性荨麻疹)
- 晕厥或心悸
- 相关的胸痛
- 急性发作(呼吸困难<6h)
- 哮喘 300L/min≥呼气峰流速≥150 L/min

1. 定义

急性呼吸窘迫是病人主观感受到的突发的、强烈的呼吸困难和窒息感。

2. 必须测量的生命体征

- 心率
- 血压
- 体温
- 呼吸频率
- 血氧饱和度
- 呼气峰流速

3. 问诊须关注的信息

（1）家族或个人既往史

- 呼吸系统疾病，如结核、慢性阻塞性肺病、哮喘、气胸、睡眠性呼吸暂停
- 心脏疾病
- 血栓栓塞病
- 进行过侵入性治疗，如穿刺等
- 其他，如肥胖

（2）治疗

- 在家里进行氧疗（高流量还是低流量?）
- 糖皮质激素
- 血管扩张剂
- 抗凝治疗

（3）过敏史

（4）既往史

◎ 急性发作

◎ 发作诱因

◎ 合并症状：咳嗽、咯血、晕厥、心悸等

◎ 是否无法进食（食欲缺乏)？是否有消化问题？是否有恶心、呕吐、体重下降？

（5）病史

◎ 意识

◎ 呼吸状态

◎ 皮肤黏膜颜色

◎ 语言

4. 应立即采取的措施

◎ 立即送到抢救室

◎ 让患者保持原来的姿势

◎ 用呼吸面罩，以高流量给氧，即使是慢性阻塞性肺病患者（氧疗是暂时的，并且要根据临床实际情况进行评估）

◎ 绝对卧床（尤其是易引起肺栓塞的病人）

注意

- 有胸痛时禁止测量呼气峰流速（易引起气胸）。
- 清醒患者可以让其配合测量呼气峰流速。
- 呼气峰流速<30%的理论值提示该患者病情严重。
- 患者不能平卧也提示该患者病情严重。
- 手指发绀时因为有局部血管收缩，此时血氧饱和度不能真实反映体内缺氧情况。

3.2　呼吸困难

- 呼吸停止或暂停 Glasgow 评分<12
- 全身性发绀
- 活动性呕血
- 吸气性呼吸困难（血管神经性水肿）
- 失语
- 呼吸延长，腹部异常呼吸
- 急性哮喘 呼气峰流速<150L/min

- 轻度呼吸困难
- 败血症症状（体温升高、体温降低，皮肤斑纹，出汗，皮肤黏膜极度苍白）
- 听诊可闻及哮鸣音
- 不能平卧
- 烦躁不安，精神恍惚
- 过敏（急性荨麻疹）
- 晕厥或心悸
- 相关的胸痛
- 急性发作（呼吸困难<6h）
- 哮喘 300L/min≥呼气高峰值≥150 L/min

- 在休息状态下出现的呼吸困难
- 呼吸困难持续时间≥6h
- 呼气峰流速>300 和<400L/min
- 精神紧张

- 在运动时发生的呼吸困难
- 呼吸困难持续时间>24h
- 呼气峰流速>400L/min
- 意识清楚

1. 定义

呼吸困难是病人主观感受到的呼吸费力、窒息的感觉。

2. 必须测量的生命体征

- 心率
- 血压
- 体温
- 呼吸频率
- 血氧饱和度
- 呼气峰流速

3. 问诊须关注的信息

(1) 家族或个人既往史

- 呼吸系统疾病,如结核、慢性阻塞性肺部、哮喘、气胸、睡眠性呼吸暂停
- 心脏疾病
- 血栓栓塞病
- 进行过侵入性治疗,如穿刺等
- 其他,如肥胖

(2) 目前接受的治疗

- 在家里进行氧疗(高流量还是低流量?)
- 糖皮质激素
- 血管扩张剂
- 抗凝治疗

(3) 过敏史

（4）现病史

- 急性发作
- 发作诱因，有无外伤史
- 合并症状：咳嗽、咯血、晕厥、心悸等
- 是否无法进食（食欲缺乏）？是否有消化问题？是否有恶心、呕吐、体重下降？
- 环境是否密闭

（5）病史

- 意识
- 呼吸状态
- 皮肤黏膜颜色
- 语言

4. 应立即采取的措施

- 立即送到抢救室
- 让患者保持原来的姿势
- 用呼吸面罩，以高流量给氧，即使是慢性阻塞性肺疾病患者（氧疗是暂时的，并且要根据临床实际情况进行评估）
- 绝对卧床（尤其是易引起肺栓塞的病人）

注意

- 有胸痛时禁止测量呼气峰流速（易引起气胸）。
- 清醒患者可以让其配合测量呼气峰流速。
- 呼气峰流速<30% 的理论值提示该患者病情严重。
- 患者不能平卧也提示该患者病情严重。
- 手指发绀时可能因为有局部血管收缩，此时血氧饱和度也许不能真实反映体内缺氧情况。

3.3 咯血

- 呼吸停止或暂停
- 全身性发绀
- 活动性严重咯血
- 呼吸延长，腹部异常呼吸

- 败血症症状（体温升高、体温降低，皮肤斑纹，出汗）
- 肢端发绀，出汗，苍白
- 不能平卧
- 烦躁不安，意识不清
- 胸部外伤
- 突然发作的模式
- 心动过速
- 严重咯血但是处于不活动期（>1 量杯或 250ml）

- 无呼吸困难
- 体温<39.5℃
- 轻度咯血（≤1 量杯）
- 精神紧张

- 极少量咯血（血丝）
- 平静
- 体温正常

1. 定义
咯血是指病人喉及喉以下的呼吸道任何部位的出血。病人任何部位的出血都经口腔咯出。

2. 必须测量的生命体征
- 心率
- 血压
- 呼吸频率
- 血氧饱和度

3. 问诊须关注的信息
（1）家族或个人既往史
- 结核
- 慢支
- 心脏疾病（急性肺水肿）
- 消化系统疾病.（溃疡）
- 癌症

（2）治疗
- 抗凝
- 抗结核
- 降压药
- 治疗溃疡的药
- β-受体阻滞剂

（3）过敏史

（4）既往史
- 类似发作史
- 血液的状态，血丝或血凝块
- 血液量
- 是否去过疫区
- 有无接种疫苗
- 有无夜间咳嗽

（5）病史

◎ 意识

◎ 呼吸状态

◎ 皮肤黏膜颜色

◎ 咯血的颜色形状及量

4. 应立即采取的措施

◎ 半卧位

◎ 大量咯血患者应检测生命体征

◎ 适当隔离

注意

结核患者应做好消毒隔离。

3.4 咳嗽

- 呼吸停止或暂停
- 全身性发绀
- 活动性严重咯血
- 呼吸延长，腹部异常呼吸

- 败血症症状（体温升高、体温降低，皮肤斑纹，出汗）
- 肢端发绀，出汗，皮肤黏膜苍白
- 不能平卧
- 烦躁不安，意识模糊
- 晕厥或眩晕
- 相关的胸痛
- 阵咳

- 间断性咳嗽
- 精神紧张
- 体温>39.5℃

- 间断性咳嗽
- 体温正常

1. 定义
咳嗽，无其他的症状。

慢性咳嗽（>3 周）

2. 必须测量的生命体征
- 体温
- 心率
- 血压
- 呼吸频率
- 血氧饱和度

3. 问诊须关注的信息
（1）家族或个人既往史
- 结核
- 慢支
- 心脏疾病（急性肺水肿）
- 癌症

（2）治疗
- 继续正在进行的抗结核治疗
- 抗感染
- 治疗相关的呼吸和心脏疾病

（3）过敏史

（4）既往史
- 突然发作，有明显诱因（烟或烧伤）

- 病情逐渐发展，记录首发症状的时间
- 平卧时加剧，夜间咳嗽？
- 咳嗽逐渐加剧？
- 痰液颜色、性状、量
- 有体重减轻或总体情况的改变？
- 生活情况
- 最近是否出游？
- 进食异物？
- 接种疫苗？

（5）病史

- 意识
- 呼吸状态
- 皮肤黏膜颜色
- 有无咳痰
- 痰液的颜色、性状及量

4. 应立即采取的措施

- 患者安静休息
- 必要时吸氧

注意

传染病患者应做好消毒隔离。

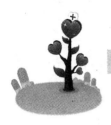

第4章

消化系统疾病症状

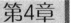 ## 4.1 腹痛

- 血红蛋白<7g/dL
- 血压低
- 剧烈创伤
- 血流动力学紊乱
- 意识障碍
- 苍白+++

- 女性和子宫出血
- 男性和急性睾丸疼痛<6h
- 伴随症状+++
- 呕血/黑粪
- 创伤
- 烦躁不安、出冷汗
- 上腹疼痛
- 视觉模拟量表或疼痛数字量表>7

- 体温>38℃ 或<35.5℃
- 动脉收缩压>100mmHg
- 视觉模拟量表或疼痛数字量表>2 且<7
- 糖尿病患血糖>14mmol/L
- 呼吸有丙酮气味?

- 视觉模拟量表或疼痛数字量表<2
- 创伤>24h 仍保持病情稳定状态
- 间断疼痛

1. 定义

腹痛是指由于各种原因引起的腹腔内外脏器的病变，而表现为腹部的疼痛。腹痛是患者就诊急诊科的常见症状。

2. 必须测量的生命体征

- 心率
- 血压
- 体温
- 血氧饱和度
- 血红蛋白
- 疼痛等级（视觉模拟量表或疼痛数字量表）

3. 问诊须关注的信息

（1）既往史

- 肠系膜栓塞、血管疾病
- 房颤导致的心律失常
- 炎症性肠病（克罗恩病、溃疡性结肠炎）
- 阑尾切除术、胆囊切除术、腹膜炎
- 胃十二指肠溃疡
- 急性肠梗阻
- 躯体化、慢性焦虑（腹泻与便秘交替）

- 旅游史合并热带国家感染的胃肠炎
- 肾结石、孤立肾
- 胆囊或胆管结石

（2）治疗

- 轻泻剂
- 抗生素
- 抗凝药
- 利尿药

（3）过敏史

（4）现病史

- 育龄妇女末次月经的时间
- 疼痛开始的时间
- 疼痛持续的时间（急性、亚急性、慢性）
- 疼痛的部位（和/或反射部位）

我们将腹部分为九个区：

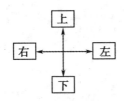

右上腹部	上腹部	左上腹部
右侧腹部	中腹部	左侧腹部
右下腹部	下腹部	左下腹部

- 转移性疼痛
- 根据疼痛分级判断疼痛程度（剧烈、重度、中度）
- 疼痛进展的速度
- 类似的发作史

◎ 有否集体进餐后多人出现（集体食物中毒）

◎ 合并症状

- 排便困难（便秘、腹泻）

- 恶心、呕吐

- 呕血

- 黑粪

- 黄疸

- 泌尿系功能性症状

- 子宫出血

- 阴道或尿道分泌异物

- 避孕

- 发热、寒战

- 体重下降

◎ 粪便性状

- 油脂状和/或恶臭

- 血迹

◎ 诱发因素

- 服用药物：抗生素、地高辛、利尿剂

- 近期旅游

- 服用毒品

- 饮食

- 创伤

◎ 缓解因素

- 前屈体位（祈祷姿势）

- 硝酸酯类药物：硝酸甘油（若为上腹痛，很可能来源于冠状动脉因素）

- 解痉药

- 休息

（5）病史

◎ 腹痛

◎ 肌紧张

- 挛缩（腹膜炎体征）
- 呕吐
- 血便或粘液便
- 苍白、黄疸
- 纳差
- 消瘦
- 乏力
- 脱水征象：皮肤皱褶、干褐舌头、眼球凹陷
- 口腔溃疡

4. 应立即采取的措施
- 有血管疾病史或转移性疼痛者测双侧血压
- 怀疑为传染性疾病（集体食物中毒），则隔离患者至单人房间
- 洗手（和/或使用水化乙醇消毒液）
- 让患者躺在床上
- 根据病情给予镇痛药
- 当呼吸有丙酮气味或血糖>14mmol/L 时查尿常规和血酮体
- 检查血红蛋白
- 怀疑冠状动脉引起的疼痛（上腹痛）时，行心电图检查并通知医生看病人
- 必要时查尿 HCG

5. 初步诊断
- 血管原因
  - 心肌梗死
  - 主动脉夹层
  - 肠系膜栓塞
  - 缺血性肠病

◎ 感染原因

- 急性胃、肠炎
- 急性出血坏死性肠炎
- 急性胰腺炎
- 急性胆囊炎
- 沙门氏菌病
- 霍乱
- 阿米巴病

◎ 空腔脏器梗阻或扩张

- 肠梗阻
- 胆道结石
- 胆道蛔虫症
- 泌尿系统结石梗阻

◎ 炎症原因

- 克罗恩病
- 溃疡性结肠炎

◎ 脏器扭转或破裂

- 肠扭转
- 肠套叠
- 肠系膜或大网膜扭转

◎ 药源性

- 通便剂
- 抗生素
- 地高辛
- 利尿剂

◎ 食源性

- 食物毒素
- 集体食物中毒

◎ 女性患者

- 宫外孕
- 附件扭转
- 急性尿潴留
- 附件炎

注意

- 腹痛是患者就诊急诊科最常见的原因之一（在急诊科就诊患者中占1%至10%）。
- 糖尿病患者的疼痛感觉不敏感。
- 怀疑集体食物中毒时，需要通知医生以实行隔离措施，并考虑到所有有可能被感染的病人。
- 腹痛已经影响到患者生命体征特别是血压时，应积极采取急救措施。

4.2　腹泻

- 血红蛋白<7g/dL
- 生命体征不正常，如血压偏低

- 粪便中出现大量血液
- 脱水>10%的体重和/或低血钾<3mmol/L

- 发热
- 痢疾综合征
- 霍乱综合征

- 无伴随症状

1. 定义

腹泻是指排出稀便且大便次数明显超过平时，大便量超过300g/天的一种症状。

2. 必须测量的生命体征

- 心率
- 血压
- 体温
- 血氧饱和度（常合并急性肺炎腹泻）
- 呼吸频率
- 血糖
- 血红蛋白

3. 问诊须关注的信息

（1）既往史
- 炎症性肠病（克罗恩病、溃疡性结肠炎）
- 甲状腺功能亢进
- 躯体化、慢性焦虑（腹泻与便秘交替）
- 旅游史合并热带国家感染的胃肠炎
- 肺炎、军团菌病

（2）治疗
- 轻泻剂
- 抗生素
- 抗凝药
- 利尿药

（3）过敏史

（4）现病史
- 腹泻的发作
- 是否接触传染物
- 体重减轻

○ 集体进餐后多人出现（集体食物中毒）
○ 粪便性状
- 油脂状和/或恶臭
- 血迹
○ 腹泻的量：大量、中度
○ 诱发因素
- 服用药物：抗生素、地高辛、利尿剂
- 近期旅游
- 服用毒品
- 节食
- 饮食不洁或过敏

（5）病史
○ 腹痛、腹胀
○ 呕吐
○ 血色大便或粘液便
○ 发热
○ 纳差
○ 乏力
○ 脱水征象：皮肤皱褶、干褐舌头
○ 口腔溃疡

4. 应立即采取的措施
○ 有血管疾病史或转移性疼痛者测双侧血压
○ 怀疑接触传染性时隔离患者至单人房间
○ 洗手（和/或使用水化乙醇消毒液）
○ 生命体征不稳时应立即采取积极救治措施

5. 初步诊断
○ 感染原因
- 急性胃肠炎

- 急性结肠炎
- 沙门氏菌病
- 霍乱
- 阿米巴病
- 肠结核
- 直肠癌
- 克隆病

○ 炎症原因

- 克罗恩病
- 溃疡性结肠炎

○ 药源性

- 通便剂
- 抗生素
- 地高辛
- 利尿剂

○ 食源性

- 食物毒素
- 集体食物中毒

注意

- 若接诊的护士发现多例相似的腹泻患者，应立即通知负责的医生采取隔离措施并落实到位安置好相关的病人。
- 集体食物中毒必须上报管理部门。
- 若因腹泻导致生命体征不稳时应立即采取积极救治措施。

4.3 呕吐

- 出现呕血
- 生命体征异常，如血压低
- 昏迷且 Glasgow 评分<9
- 皮肤花斑
- 呕吐发生<24h 且持续

- 昏迷且 Glasgow 评分>9
- 呕吐发生<24h 和/或程度严重

- 头痛
- 畏光
- 畏声
- 发热>38.5℃
- 呕吐发生≥24h 且≤48h

- 间断呕吐发生>48h 且患者意识清楚，生命体征平稳

1. 定义

呕吐是胃内容物返入食管，经口吐出的一种反射动作。

2. 必须测量的生命体征

- 心率
- 血压
- 体温
- 血氧饱和度
- 血糖

◒ Glasgow 评分

3. 问诊须关注的信息

（1）既往史

◒ 消化：术后恶心呕吐

◒ 胃肠蠕动功能差

◒ 胃部手术

◒ 神经：颅内压增高

（2）治疗

（3）过敏史

（4）病史

◒ 呕吐的性质、频率和量

◒ 诱发因素

● 饮食改变

● 停服避孕药（有怀孕可能）

● 近期治疗改变

（5）病史

◒ 腹泻、便秘

◒ 腹痛

◒ 发热

◒ 支气管堵塞（若病人不小心会频繁吸入）

◒ 呕血

◒ 厌食、食欲减退

◒ 消瘦

◒ 暴食症

◒ 畏光、畏声

◒ 头痛

4. 应立即采取的措施

◒ 安顿病人

◉假若病人突然想呕吐，应给他一个弯盘

5. 初步诊断

◉功能性原因

- 精神性厌食

- 暴食症

- 恐惧

◉感染原因

- 脑膜炎

- 胃肠炎

- 阑尾炎

- 胃炎

- 咽炎

◉创伤原因：颅脑创伤

◉其他原因：

- 食物中毒

- 怀孕

- 幽门梗阻

- 肠梗阻

- 肾结石

- 小儿肺炎

- 高血压脑病

- 心肌梗死

- 青光眼

- 眩晕症

- 药物不耐受

◉神经系统疾病：如偏头痛、脑炎等

◉血糖异常

◉各种中毒

注意

- 虽然呕吐是一种消化系统疾病症状，但也可提示肠外病因例如颅内压升高。
- 若接诊护士发现多例相似的腹泻患者，应立即通知负责的医生采取隔离措施并落实到位、处理好相关的病人。
- 集体食物中毒必须及时报告卫生和社会事务管理处。
- 呕吐频繁引起虚脱应采取积极救治措施。

4.4 呕血

- 活动性上消化道大出血
- 心动过速
- 皮肤花斑
- 血红蛋白<7g/dL
- 血压低
- 活动性呕吐
- 血流动力学不稳定

- 胃十二指肠溃疡史
- 血红蛋白>7g/dL
- 血流动力学稳定
- 大量呕血（>1个量杯或250ml）
- 酒精性肝硬化史

- 中度呕血（>1个量杯或250ml）
- 意识清楚，生命体征正常

> - 就诊时没有呕吐
> - 症状发生超过 24h
> - 偶有少量呕血

1. 定义

呕血是指患者呕吐出血液的一种症状。

注意不要与以下概念混淆：

咯血：是指喉部以下的呼吸器官出血经咳嗽动作从口腔排出。

鼻衄后流：鼻出血从喉部后方流下。

2. 必须测量的生命体征

- 心率
- 血压
- 体温
- 呼吸频率
- 血氧饱和度
- 血糖
- 血红蛋白

3. 问诊须关注的信息

（1）既往史

- 胃病（胃溃疡、十二指肠溃疡、食管贲门黏膜撕裂综合征）
- 酒精依赖（酒精性肝硬化并发食管静脉曲张）
- 消化道肿瘤或肝脏肿瘤

（2）治疗

- 阿司匹林
- 非甾体和甾体类抗炎药
- 抗凝药

（3）过敏史

（4）现病史

- 呕吐的起病

- 持续时间
- 呕血量
- 诱发因素
  - 摄入毒品
  - 饮酒
  - 服用非常用药物：阿司匹林、抗炎药
  - 创伤

(5) 病史

- 腹痛
- 胃肠功能紊乱
- 发热
- 厌食/消瘦
- 苍白
- 出汗
- 口渴
- 血压偏低
- 黄疸、寒战
- 头晕、黑蒙

4. 应立即采取的措施

- 把病人安顿到担架床上，备好容器接呕吐物
- 若接诊时病人处于活动性呕血，应将病人安顿在急诊重症接待区并头偏向一侧预防误吸

5. 初步诊断

- 感染/炎症原因
  - 食管炎
  - 胃炎
- 出血性原因
  - 消化性溃疡（胃十二指肠）
  - 食管/胃静脉曲张破裂出血
  - 食管贲门黏膜撕裂综合征

- 应激性溃疡
- 消化道肿瘤出血

○ 创伤原因：腹部穿孔

○ 抗凝药物引起的消化道出血

注意

- 呕血可迅速导致出血性休克状态和导致病人死亡。
- 根据病情积极采取急救措施。
- 尽快明确出血来源于消化道还是呼吸道。

4.5 便血

- 血红蛋白<7g/dL
- 出血性休克
- 动脉血压低（收缩压<90mmHg）
- 心动过速>120 次/分
- 大量活动性出血<24h，且血流动力学不稳定
- 活动性呕吐
- 血流动力学不稳定

- 7<血红蛋白<9g/dL
- 大量出血但非活动性且血流动力学稳定
- 出血<24h

- 少量出血
- 便血发生超过 24h

> - 症状很轻，首次发生
> - 血量很少

1. 定义

便血是指从肛门排出鲜红色血（出血多来源于下消化道）的一种疾病症状。

2. 必须测量的生命体征

- 心率
- 血压
- 体温
- 血氧饱和度
- 血红蛋白

3. 问诊须关注的信息

（1）既往史

- 消化道出血（上消化道或者下消化道）
- 痔疮
- 出血性胃溃疡或十二指肠溃疡
- 肠套叠
- 肛裂、肛瘘

（2）治疗

- 抗凝药
- 抗血小板聚合剂
- 抗炎药（非甾体和/或甾体类）

（3）过敏史

（4）现病史

- 出血的起病
- 出血量（用玻璃杯容量计算）
- 便血持续时间
- 大便与血的关系：血是覆盖在成形便的表面还是与大便混在

　　一起
◎ 有无痔疮
◎ 便血是否出现在每次大便之后，是滴血还是喷射状
◎ 外观：鲜红色、黑色、褐色、粘液状（脓血）
◎ 气味：恶臭（黑便）或者无气味（真正的直肠出血）
（5）病史
◎ 腹痛
◎ 直肠疼痛
◎ 恶心
◎ 呕吐
◎ 腹泻
◎ 里急后重
◎ 苍白

4. 应立即采取的措施
◎ 若是活动性出血，则应将病人送到急诊重症接待区

5. 初步诊断
◎ 痔疮发作
◎ 直肠溃疡
◎ 肛裂或肛瘘
◎ 肛门或直肠肿瘤
◎ 溃疡性结肠炎
◎ 肠癌
◎ 肠结核
◎ 肠息肉
◎ 其他疾病
● 败血症
● 白血病
● 血友病
● 血小板减少性紫癜

注意

便血有时候是一种隐蔽疾病（癌）的症状。

4.6 便秘

- 腹痛、腹胀剧烈
- 血压偏低
- 疼痛评分>7分

- 粪块合并肠梗阻
- "恶性"粪瘤
- 腹痛、腹胀

- 粪块
- 腹痛、腹胀明显

- 患者因腹胀偶感不适

1. 定义

便秘是临床常见的复杂症状，而不是一种疾病，主要是指排便次数减少、粪便量减少、粪便干结、排便费力等。

2. 必须测量的生命体征

- 心率
- 血压
- 体温
- 评估疼痛程度（视觉模拟量表或疼痛数字量表）

3. 问诊须关注的信息

（1）既往史

- 消化科：便秘、痉挛性腹痛
- 肛肠科：痔疮、肛裂
- 肠管器质性病变：肿瘤、炎症或其他原因引起的肠腔狭窄或梗阻
- 内分泌或代谢性疾病：糖尿病、甲状腺功能低下、甲状旁腺疾病等
- 精神科：神经官能症、精神病、抑郁症
- 药物性因素：铁剂、阿片类药、抗抑郁药、抗帕金森病药、钙通道拮抗剂、利尿剂以及抗组胺药等

（2）治疗

- 抗胆碱能药
- 安定药
- 抗抑郁药
- 阿片制剂
- 抑酸剂

（3）过敏史

（4）现病史

- 便秘起病的形式
- 饮食习惯
  - 饮食中缺乏纤维
  - 节食
  - 空腹
- 诱发因素
  - 长期静坐
  - 平卧姿势
  - 近期旅游
  - 工作紧张

（5）病史

- 痉挛性腹痛
- 腹胀

◎ 呕吐、外观（粪状的）
◎ 胃肠道气体
◎ 假性腹泻

4. 应立即采取的措施
◎ 维持空腹
◎ 让病人处于可以减轻疼痛的体位
◎ 准备好一个弯盘

5. 初步诊断
◎ 内分泌或代谢原因
- 甲状腺功能减退
- 糖尿病
- 低血钙
- 低血钾

◎ 神经病学或心理学原因
- 帕金森病
- 截瘫
- 多发性硬化
- 抑郁综合征
- 神经性厌食

◎ 药源性
- 抗胆碱能药（吩噻嗪）
- 抗震颤麻痹药
- 单胺氧化酶抑制剂和三环类抗抑郁药
- 抗惊厥药
- 阿片制剂
- 肌肉弛缓药
- 利尿剂
- 降血钾药
- 钙离子拮抗剂
- 止泻药

- 含阳离子的制剂（铝盐或钙盐、铁盐）

 一般原因

- 饮食习惯（饮食中缺乏纤维）
- 卧床
- 精神紧张

注意

辅助排出粪块需要谨慎。

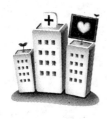

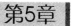

第5章

泌尿肾脏系统疾病症状

5.1 尿痛

- 感染性休克

- 腰痛和少尿
- 高热和相关危险因素

- 腰痛
- 泌尿系统症状：尿频、尿急、尿痛症状明显

- 偶有轻微尿痛

1. 定义
尿痛是指在排尿过程中突然出现的尿道或伴耻骨上区、会阴部烧灼样的疼痛感。

2. 必须测量的生命体征
- 心率
- 血压
- 体温
- 疼痛评估（疼痛阶梯分级或者视觉模拟疼痛分级）

3. 问诊须关注的信息

（1）家族或个人既往史

- 糖尿病
- 携带尿管
- 尿道、膀胱、前列腺炎症
- 尿路结石
- 多药耐药菌群携带患者（BMR）

（2）治疗

（3）过敏史

（4）既往史

- 烧灼感起病开始
- 症状持续的时间

（5）病史

- 排尿困难
- 尿频
- 尿急
- 耻骨上疼痛
- 脓尿
- 血尿
- 发热
- 乏力

4. 应立即采取的措施

- 让患者躺在病床上
- 隔离携带多药耐药菌群的患者（BMR）

5. 初步诊断

- 膀胱炎
- 尿道炎
- 阴道炎

- 肾盂肾炎
- 前列腺炎

注意

对于已知有泌尿系统感染的患者应该反复测量其生命体征和评估严重程度，以防急性肾盂肾炎很快进展为感染性休克。

5.2 血尿

- 失血性休克
- 血红蛋白<7g/dL
- 自发性出血

- 接受抗凝治疗的患者
- 皮肤黏膜苍白
- 发热>39℃

- 血流动力学稳定
- 肉眼血尿没有相关体征

- 镜下血尿没有相关体征

1. 定义

血尿是指尿液中出现血液、尿中红细胞异常增多的一种疾病症状。

2. 必须测量的生命体征

- 心率

- 血压
- 体温
- 血氧饱和度
- 血红蛋白

3. 问诊须关注的信息

(1) 家族或个人既往史

- 癌症

(2) 治疗

- 抗凝
- 抗血小板集聚
- 利福平、灭滴灵（甲硝唑）

(3) 过敏史

(4) 既往史

- 血尿起病开始
- 症状持续的时间
- 年龄
- 复发时间

(5) 病史

- 耻骨上区疼痛或者胁腹痛
- 排尿困难
- 尿急
- 发热
- 创伤
- 腰背部疼痛
- 皮肤黏膜出血

4. 应立即采取的措施

- 患者有尿意时做尿常规

5. 初步诊断

- 感染性原因

- 急性前列腺炎
- 上尿路感染：急性肾盂肾炎、肾小球肾炎
- 下尿路感染：膀胱炎
- 泌尿系统结核
- 泌尿系统霉菌感染

◌ 新生物形成：输尿管、前列腺、膀胱、尿道

◌ 结石：肾盂、输尿管、膀胱、尿道，任何部位结石

◌ 外伤：各种外力致泌尿系统损伤

◌ 出血性疾病：血小板减少性紫癜、过敏性紫癜、血友病、白血病、恶性组织细胞病、再生障碍性贫血等

◌ 药物性原因：抗凝药、抗血小板集聚药、利福平

注意

　　血尿可以提示其他疾病，如免疫功能异常、癌症等。

5.3 急性尿潴留

- 急性尿潴留+急性肾功能不全+高钾血症和/或心功能不全
- 自发性出血

- 急性尿潴留+急性肾功能不全没有高钾血症
- 急性尿潴留伴发热
- 急性尿潴留伴痛觉过敏

- 单纯急性尿潴留中度疼痛：膀胱充盈

- 单纯急性尿潴留不伴疼痛

1. 定义

尿潴留是指不能排泄出膀胱内的部分或全部尿液的症状。

2. 必须测量的生命体征

- 心率
- 血压
- 体温
- 疼痛评估（疼痛阶梯分级或者视觉模拟疼痛分级）

3. 问诊须关注的信息

（1）家族或个人既往史

- 急性尿潴留
- 膀胱或前列腺手术
- 前列腺腺瘤、前列腺癌
- 反复发作下尿路感染、急性肾盂肾炎
- 吸烟、饮酒

（2）治疗

- 术后吗啡或吗啡衍生物
- 其他抗胆碱能类药物（阿托品）
- 解痉镇痛药，如 654-2

（3）过敏史

（4）既往史

- 急性尿潴留患者主动表达耻骨上区疼痛，这些患者有时也可能无症状。
- 关注其他相关的泌尿系统症状，如排尿困难、尿频、充盈性尿失禁、血尿
- 患者有多久没有排尿
- 诱因是最常见的医源性因素（近期服用例如吗啡类的药物）或感染性因素（下或上尿路感染）

（5）病史

◎ 触及充盈膀胱（耻骨上区）剧烈疼痛

◎ 相关体征：发热、寒战、皮肤大理石花斑、低血压（感染性休克体征）

◎ 呼吸困难

◎ 发现血栓形成或者血尿

◎ 性交中出现放射性膀胱痛

4. 应立即采取的措施

◎ 让病人躺在病床上

◎ 不要试图立即完全排空患者尿液

5. 初步诊断

◎ 医源性原因：吗啡、阿托品、654-2

◎ 感染性原因：尿路感染

◎ 肿瘤性原因：膀胱、前列腺肿瘤

◎ 血液性原因："血栓形成"

◎ 梗阻性因素：尿道狭窄、血块或结石

◎ 神经性因素：膀胱感觉或运动神经受损（如盆腔手术、多发性硬化、脊髓损伤、糖尿病等引起）

◎ 肌源性因素：膀胱过度充盈（如麻醉、饮酒过量）

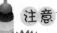

注意

对于痛觉高敏的患者，如果尚无有效控制急性尿潴留恶化的病因学治疗措施，不要系统滴注吗啡。

5.4　急性睾丸痛

- 休克血压
- 持续剧痛，疼痛评分>7 分

- 持续性的疼痛难忍
- 创伤
- 外源性物体
- 视力迅速降低

- 疼痛逐步加重
- 疼痛评分>5
- T>39℃
- 创伤性疼痛
- 睾丸炎症

- 疼痛评分<3
- 轻微疼痛

1. 定义

睾丸痛是指出现在阴囊水平的无法忍受的疼痛。

2. 必须测量的生命体征

- 心率
- 血压
- 体温
- 疼痛评估（疼痛阶梯分级或者视觉模拟疼痛分级）

3. 问诊须关注的信息

（1）家族或个人既往史

- 睾丸扭转
- 无蒂包虫囊肿扭转
- 睾丸创伤
- 急性睾丸附睾炎
- 儿童流行性腮腺炎

（2）治疗

- 儿童时期接种麻疹-流行性腮腺炎-风疹疫苗
- 就诊前给予镇痛药

（3）过敏史

（4）既往史

- 疼痛开始出现的情况
- 疼痛出现的性质：突发难以忍受性、渐进性
- 创伤
- 最后饮食饮水的时间、空腹多久（因为可能会进手术室）

（5）病史

（6）发热

（7）排尿烧灼痛

（8）血尿

4. 应立即采取的措施

- 阴囊悬带
- 使病人处于疼痛缓解的体位

5. 初步诊断

- 创伤性原因：睾丸扭转、睾丸创伤
- 自发性原因：睾丸扭转
- 感染性原因：睾丸炎、睾丸-附睾炎、肿瘤（少见，因为通常不引起疼痛）
- 睾丸损伤

注意

　　所有睾丸疼痛需要立即给予特别处理（外科或泌尿科）以免危及睾丸的活动力。

5.5　肾功能不全

- 危险性高钾血症>6.5mmol/L 和或伴心功能不全
- 失代偿性代谢性酸中毒 pH>7.2
- 呼吸急促>30 次/分

- 中度高钾血症<6.5mmol/L，不伴心功能不全
- 近日无尿
- 慢性肾功能不全伴尿毒症>4mmol/L（城市数据）
- 失代偿性代谢性酸中毒（7.2<pH<7.35）
- 呼吸急促在 20~30 次/分
- 高血压

- 慢性肾功能不全

- 已控制的肾功能不全，非复合性的

1. 定义

肾功能不全是指由多种原因引起的肾小球严重破坏，使身体在排泄代谢废物和调节水电解质、酸碱平衡等方面出现紊乱的临床综合症候群。

2. 必须测量的生命体征

🔵 心率

- 血压
- 体温
- 呼吸频率
- 血氧饱和度
- 末梢血糖
- 格拉斯哥评分

3. 问诊须关注的信息

（1）家族或个人既往史

- 心脏病史
- 脱水史
- 急慢性肾小球肾炎、肾盂肾炎
- 肾结核
- 外伤史
- 尿路疾患
- 代谢疾病，如糖尿病

（2）治疗

- 利尿
- 解热镇痛药
- 抗生素
- 抗炎治疗

（3）过敏史

（4）既往史

- 肾功能不全常缺乏明显症状
- 症状出现时间
- 环境情况：中暑；腹泻；呕吐；暴露于砷、铅、汞、铀、铋等重金属的环境
- 中毒

（5）病史（合并症状）

- 一般症状：食欲减退；疲劳；饮水过多；多尿；无尿
- 胃肠道症状：恶心；呕吐；腹泻
- 神经系统症状：头痛；嗜睡；视觉受损
- 风湿病症状：肌肉痛；肌肉痉挛
- 心肺疾病症状：胸骨后疼痛；呼吸困难；咯血；高血压；心律失常

4. 应立即采取的措施

- 让病人卧床休息
- 防止出现高钾血症

5. 初步诊断

- 功能性肾功能不全

  - 心力衰竭
  - 持续性脱水
  - 重要器官出血
  - 医源性（利尿剂的使用、血管紧张素转换酶抑制剂、血管紧张素 II 拮抗剂……）

- 梗阻性肾功能不全：尿路结石；前列腺癌；肾结核
- 肾内或肾实质性肾功能不全：急性肾小球肾盂后肾炎

> **注意**
>
> 　　肾功能不全最可怕的并发症是代谢紊乱：高钾血症如不早期诊断会很快引起患者心律失常，最终导致患者死亡。

5.6 透析患者的急诊

- 危险性高钾血症（>7mmol/L 或心功能不全）
- 动静脉瘘大量出血
- 失血性休克状态
- 腹膜炎+感染性休克
- 急性呼吸窘迫

- 高钾血症>5.5mmol/L，不伴心功能不全
- 有动静脉瘘指征，血流动力学稳定
- 发热伴或不伴腹痛
- 痉挛发作（症状性低钠血症<120mmol/L）
- 瘘管性血栓形成
- 肺水肿

- 非功能性瘘管
- 无症状性高钾血症（4.5<K+<5.5mmol/L）
- 无症状性低钠血症或<132mmol/L

- 透析间歇期患者
- 患者无不适
- 电解质基本正常

1. 定义

在这类疾病中大部分症状在患者预后中起关键作用。

2. 必须测量的生命体征

◎ 心率

◎ 血压（动静脉瘘的对侧肢体）

- 体温
- 呼吸频率
- 血氧饱和度
- 血红蛋白
- 血糖

3. 问诊须关注的信息

(1) 家族或个人既往史

- 高血压
- 糖尿病
- 肾脏疾病：肾动脉硬化、间质性肾炎、肾小球疾病
- 系统性疾病（狼疮、肺出血肾炎综合征、韦格纳肉芽肿病）
- 饮酒、吸烟
- 心脏病

(2) 治疗

- 降压药
- 口服降糖药，胰岛素
- 免疫抑制剂
- 恢复透析

(3) 过敏史

(4) 既往史

- 总的来说，有透析引起的代谢并发症（高钾血症）或透析间接并发症（动静脉瘘出血、腹膜透析管感染）
- 起病通常危急
- 诱发因素有创伤性（伤口、手术），感染，透析延迟，药物干预（医源性并发症），辅助检查过程中注射碘造影剂；饮食不正规；透析不充分；血压不达标
- 高钾血症的程度（>6.5mmol/L、心电图指征）
- 瘘管出血的重要性
- 呼吸困难的强度

(5) 病史

- 脉搏不规则、细速

- 瘘管出血
- 焦虑、冷漠、意识不清
- 呼吸：呼吸音粗，可闻及哮鸣音，大汗，苍白
- 末梢紫绀（嘴唇、指甲）、呼吸深长、胸腹呼吸
- 不能言语
- 不能平躺
- 皮肤斑纹、组织间隙水肿

4. 应立即采取的措施

- 让病人半坐位
- 当患者出现呼吸困难时，应根据治疗方案将病人安置到有氧治疗的地方
- 做心电图以发现患者是否有心律失常和/或复极化，并由医生立即向患者解释

5. 初步诊断

- 代谢性原因
  - 高钾血症
  - 少见低钾血症
  - 低钠血症
- 心血管原因：超负荷性肺心病
- 技术性原因：瘘管出血；腹膜透析管堵塞
- 感染性原因：腹膜透析管感染（腹膜炎）

注意

- 不要测动静脉瘘患侧肢体的血压。
- 如果患者带来以前的检查结果，怀疑"假性高钾血症"由止血带在抽血过程中过紧所致（溶血），那么可以允许患者到住院病房再控制血钾水平。

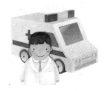

第6章

妇产科疾病症状

6.1　妊娠期高血压

- 昏迷
- 抽搐

- 血压>140/90mmHg
- 头痛
- 腹痛
- 耳鸣
- 眼花
- 面部浮肿
- 嗜睡
- 视力下降
- 呕吐

- 血压>140/90mmHg
- 下肢水肿

---

1. 定义

妊娠期高血压是指妊娠20周以后发生的以高血压和蛋白尿为主

的疾病。妊娠期高血压严重时可致孕妇昏迷和抽搐，是孕产妇和围生儿死亡的主要原因之一。

2. 必须测量的生命体征

- 心率
- 血压
- 血氧饱和度
- 体温
- 疼痛评估（视觉疼痛评分及数字评分法）

3. 问诊须关注的信息

（1）家族或个人既往史

- 家族遗传性高血压
- 妊娠高血压
- 子痫前期，子痫
- 早产

（2）治疗

- 镇静、解痉
- 降压
- 利尿
- 扩容

（3）过敏史

（4）既往史

- 早期症状
- 合并症状
- 症状持续的时间
- 危险因素

（5）病史

- 首次妊娠
- 胎儿数目
- 足月，妊娠晚期

◯ 头痛

◯ 视力障碍

◯ 耳鸣

◯ 体重增加

◯ 胎动

（6）观察

◯ 面部水肿

◯ 下肢水肿

◯ 宫底抬高（与之前比较）

◯ 蛋白尿

4. 应立即采取的措施

◯ 让患者平静地躺在诊断床上

◯ 测量血压

◯ 留取尿标本

◯ 留取血标本

5. 初步诊断

◯ 慢性高血压合并妊娠

◯ 子痫前期

◯ 子痫

 注意

- 症状出现越早，预后越差（胎儿死于宫腔，胎儿营养不良）。

- 妊娠期高血压更常出现在双胎妊娠或首次妊娠（初产）的情况下。

6.2 糖尿病与妊娠

- 昏迷
- 失代偿期酮症酸中毒

- 血糖<2.5mmol/L 或者>20mmol/L
- 出汗，苍白
- 严重口渴
- 体温>39.5℃
- 激动，嗜睡

- 口渴
- 多尿
- 无力
- 体温>38.5℃

---

1. 定义

糖尿病与妊娠是指妊娠中晚期突发的血糖浓度上升的一种症状。

糖尿病与妊娠相互并存，临床上一般分为糖尿病合并妊娠和妊娠糖尿病，两者概念不同。

糖尿病合并妊娠指原有糖尿病或糖尿病未被发现，或妊娠前有糖耐量异常，妊娠后进展为临床糖尿病。妊娠糖尿病指仅限于妊娠期发生的糖尿病或糖耐量异常，分娩后大部分可恢复正常。

2. 必须测量的生命体征

- 心率
- 血压

- 末梢血糖
- 体温
- 呼吸频率

3. 问诊须关注的信息

（1）家族或个人既往史

- 既往妊娠期间的妊娠期糖尿病
- 肥胖
- 糖尿病家族史
- 异常分娩史

（2）治疗

（3）过敏史

（4）既往史

- 足月妊娠
- 渴感
- 多尿
- 疲劳
- 胎动

（5）观察

- 苍白，出汗
- 疲劳面容
- 嗜睡
- 激动

4. 应立即采取的措施

- 将患者抬到诊断床上
- 测量血糖、尿糖

5. 初步诊断

- 妊娠期糖尿病

注意

- 妊娠期的糖尿病易引发感染。
- 孕 28 周后，应密切注意尿糖和血糖变化，因为越接近足月，胎儿宫内死亡率越高。

6.3 先兆早产

- 休克状态
- 胎先露（临产）

- 大量的子宫出血
- 羊膜破裂
- 妊娠期毒血症
- 妊娠期糖尿病
- 规则和剧烈的宫缩

- 阴道分泌物
- 间断的轻度宫缩

- 下腹轻度阵发性坠痛或腰痛

1. 定义

在停经第 37 周前分娩称之为早产。

先兆早产是指出现子宫收缩或伴有阴道流血者。

2. 必须测量的生命体征

◎ 心率

◎ 血压

- 体温
- 疼痛评估（视觉疼痛评分及数字评分法）
- 末梢血糖

3. 问诊须关注的信息

（1）家族和个人既往史

- 感染
- 慢性疾病（狼疮、克罗恩病）
- 高血压
- 子宫畸形
- 毒瘾
- 糖尿病

（2）治疗

- 抗高血压药
- 抗糖尿病药

（3）过敏史

（4）既往史

- 多胎妊娠
- 妊娠毒血症
- 妊娠期糖尿病
- 前置胎盘
- 劳累过度/疲劳
- 年龄（小于 18 岁，大于 35 岁）
- 沉重感，感到胎儿推子宫
- 羊膜破裂
- 站立时间过长的职业（理发师、售货员等）

（5）观察

- 子宫出血
- 阴道分泌物
- 剧烈而规律的宫缩

下肢水肿

4. 应立即采取的措施

让患者平躺到诊断床上

留取尿标本

留取血标本

5. 初步诊断

（1）对于孕妇

产妇感染

绒毛膜羊膜炎（羊水感染）

妊娠期糖尿病

妊娠期高血压

（2）对于胎儿

巨大畸形

羊水过多症

多胎妊娠

注意

25%的双胞胎都是早产。

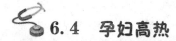

6.4 孕妇高热

- 休克状态，虚脱（感染性休克）
- 急性呼吸窘迫
- 嗜睡，昏迷
- 紫癜

- 低体温≤34℃
- 心动过速>130 次/分
- 血压过低
- 呼吸急促：呼吸频率>30/min
- 体温≥38.5℃
- 寒战

- 心动过速（心率>90 次/分）
- 头晕，头痛

- 没有相关症状的高热

1. 定义

孕妇高热是指孕妇妊娠期间突发体温早上>37.5℃或晚上达38℃的一种症状。

2. 必须测量的生命体征

- 体温
- 心率
- 血压
- 呼吸频率
- 氧饱和度
- Glascow 评分

3. 问诊须关注的信息

（1）家族或个人既往史

- 产科：布鲁氏杆菌病、巨细胞病毒感染、尿路感染
- 内科：糖尿病、结核
- 外科：近期手术
- 神经病学：抗精神病药物的恶性症候群

◎ 免疫力弱：HIV 阳性、接受器官移植、肿瘤、结核

（2）治疗

◎ 抗生素

◎ 安定药

◎ 对乙酰氨基酚

（3）过敏史

（4）观察

◎ 紫癜

◎ 微脉、皮肤花斑

◎ 意识障碍

◎ 皮肤湿冷、末端紫绀、皮肤花斑、出汗、寒战

◎ 排尿灼痛感

◎ 腰痛

◎ 呼吸困难、胸痛

◎ 尿量（少尿或无尿）≤500mL／日

（5）既往史

◎ 妊娠期突发（早、中、晚）

◎ 症状起始和进展

◎ 意识障碍或抽搐

◎ 根据主诉：皮肤的（皮肤的状态）、尿路的（功能性征象）、消化的（疼痛、腹部、吞咽困难）、肺部的（咳嗽、呼吸困难）、生殖的、静脉的（毒物瘾）、牙齿的、耳鼻喉、神经的

◎ 生活状态：有家庭的、不稳定的

◎ 近期旅游

4. 应立即采取的措施

◎ 减少患者的衣服

◎ 如果患者表现出高热、咳嗽、紫癜、脑膜炎征兆，应给她带上外科口罩并将她隔离

注意

- 高热是一个症状，但根据突发的时期它同样可以导致孕妇尤其是胎儿的并发症。
- 高热是人类先天性畸形的原因之一。
- 如果怀疑感染甲型流感（H1N1），孕妇处于危险之中，需要住院。另外，孕妇需要佩戴外科口罩，治疗人员也要佩戴 FFP2 口罩。
- 动物杆菌病和尿路感染是妊娠妇女高热的两个主要原因。

 ## 6.5　子宫出血：女性生殖器出血

- 休克状态，虚脱
- 意识障碍，昏迷
- 性侵犯

- 疼痛，疼痛指数≥6
- 心动过速
- 低血压
- 经阴道流出子宫碎片
- 月经推迟

- 疼痛，疼痛指数≥3
- 有避孕措施的少量出血

- 没有改变的经期出血如果处于妊娠期，参考妊娠与出血部分

1. 必须测量的生命体征
- 心率
- 血压
- 体温
- 呼吸频率
- 血氧饱和度

2. 问诊须关注的信息
(1) 家族或个人既往史
- 妊娠，月经周期
- 妇科手术
- 宫外孕
- 慢性生殖性感染（输卵管炎、阴道炎）

(2) 治疗
- 避孕、紧急避孕药、宫内避孕
- 抗凝血药、阿司匹林

(3) 观察
- 活动性出血、外观、量、需要的卫生巾数量
- 大理石样纹、结膜苍白、心动过速、低血压
- 意识障碍、混淆、焦虑、激动
- 相关的盆腔腹部疼痛、局部痛、放射痛

(4) 既往史
- 剧烈或者加重的疼痛
- 症状起始和演进
- 妊娠期，末次月经，月经周期，既往超声检查，规律的随访
- 直接或者间接的创伤，最近的性关系，阴道异物
- 感觉有发热症状

3. 应立即采取的措施
- 止痛
- 有虚脱征象时让患者平躺
- 留取尿标本

注意

- 如果正在妊娠期，请参阅妊娠与出血的章节。
- 子宫出血的原因因一个女性的生殖阶段（青春期、生殖活动、停经）不同而不同。

6.6　盆腹痛与妊娠

- 休克状态，虚脱
- 意识障碍，昏迷

- 疼痛，疼痛指数≥6
- 发热≥38.5℃
- 呕吐，停止排便和排气
- 经阴道排出子宫碎片
- 子宫出血
- 月经推迟

- 疼痛，疼痛指数≥3
- 血尿

- 周期性的月经前疼痛
- 性交痛（性交时疼痛）

1. 必须测量的生命体征

- 心率
- 血压
- 疼痛评估（视觉疼痛评分及数字评分法）
- 体温

- 呼吸频率
- 末梢血糖
- 血氧饱和度

2. 问诊须关注的信息

（1）家族或个人既往史

- 盆部或腹部的手术
- 泌尿系感染、子宫畸形
- 结肠疾病
- 神经源性膀胱、膀胱疾病既往史
- 妊娠史、周期和对比（月经量、颜色等对比）
- 妇科手术、子宫内膜异位症

（2）正在进行的治疗

- 轻泻剂
- 口服避孕药、宫内避孕器
- 解痉药、抗抑郁药、抗帕金森药（尿潴留）

（3）观察

- 血液动力学性休克征象：心动过速、低血压、面色苍白、结膜苍白、出汗、大理石样纹、渴感、微脉
- 混淆或激动、焦虑
- 活动性出血、凝血块、可视的碎片

（4）现病史

- 出现的方式：急性或慢性，周期性出现征象
- 局部性和/或放射性
- 正在妊娠，需询问末次月经
- 相关征象：出血、恶心、呕吐、便秘、腹泻
- 如出血，量、用的卫生巾数量、来源（子宫出血、直肠出血）
- 排尿困难、尿频
- 创伤

3. 应立即采取的措施

- 止痛药
- 留取尿标本
- 留取血标本

注意

再好的避孕措施也不能 100% 避免怀孕。

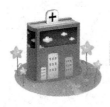

第7章

内分泌系统疾病症状

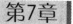

7.1　糖尿病失代偿

- 意识障碍
- Glasgow 评分<15
- 抽搐

- 血糖<2.5mmol/L 或血糖>20mmol/L
- 尿酮体 3+
- PH<7.0 或 HCO_3<5mmol/L
- 口干或脱水
- 呼吸急促≥30 次/min
- 心动过速≥150 次/分
- 出汗，面色苍白
- 体温升高或降低

- 2.5mmol/L<血糖<5mmol/L
- 疲乏
- 多饮多尿
- 消化不良
- 急腹症

- 11mmol/L≤血糖≤20mmol/L
- 偏食

---

1. 定义
糖尿病失代偿是指Ⅰ型或Ⅱ型糖尿病患者出现的血糖异常或糖尿病并发症。

2. 必须测量的生命体征
- 心率
- 血压
- 体温
- 呼吸频率
- 氧饱和度
- 血糖+/-血酮体
- 动脉血气
- Glasgow 评分

3. 问诊须关注的信息
(1) 既往史
- 既往是否有糖尿病Ⅰ型或Ⅱ型,饮食习惯
- 是否有碳水化合物不耐受
- 是否有心血管疾病
- 既往是否有胰腺炎(胰岛素释放减少和胰升糖素释放增多)

(2) 处理
- 给予胰岛素及制定相应的治疗方案
- 给予口服降糖药
- 使用皮质类固醇类抗炎药和非皮质类固醇类:皮质激素

(3) 过敏史

(4) 病史
- 有不适感
- 起病方式为急骤或渐进起病

- 有无采用饮食运动调节
- 诊疗过程
- 饮食失调情况：偏食、呕吐、腹泻
- 感染情况
- 是否酒精中毒（造成低血糖）
- 近期消瘦情况
- 是否感到疲乏
- 体重增加情况

4. 观察

- 呼气是否有烂苹果味
- 是否有脱水征：皮肤皱褶（皮肤弹性降低）、口干、眼窝凹陷
- 是否心动过速、出汗、面色苍白、呼吸急促
- 是否有神经系统症状：烦躁不安、震颤、失语、嗜睡、昏迷

5. 应立即采取的措施

- 口服降糖药，胰岛素（剂量及治疗方案）
- 留取尿标本
- 留取动脉血标本

注意

- 烦躁不安可能由低血糖引起，因此，任何异常行为（中毒性或非中毒性）必须首先测量随机血糖。
- Glagow 昏迷等级评分仅用于怀疑患者有颅脑损伤时，为病情进展及预后的判断标准。
- 酮症酸中毒代偿期首先表现为呼吸频率加快。
- 如患者使用胰岛素泵，应当检查该装置是否正常工作。

7.2 低血糖

- 昏迷
- 抽搐或意识丧失

- 血糖<2.5mmol/L
- 出汗，面色苍白
- 心动过速
- 意识障碍
- 呕吐
- 震颤，失语
- 烦躁不安/嗜睡

- 5.5mmol/L>血糖>2.5mmol/L
  或伴恶心

- 单纯低血糖

1. 必须测量的生命体征
- 随机血糖
- 体温
- 心率
- 血压
- 呼吸频率
- 脉氧饱和度
- 瞳孔（对称性、对光反射、大小）

2. 问诊须关注的信息
（1）既往史
- 确诊糖尿病

◉ 慢性酒精中毒

（2）处理

◉ 给予糖水及面包或蛋糕

◉ 皮质激素

◉ 胰升血糖素

（3）过敏史

（4）病史

◉ 糖尿病病史

◉ 多饮多尿

◉ 疲乏

◉ 近期感染

◉ 偏食

◉ 压力

◉ 头痛

◉ 急性酒精中毒

3. 观察

◉ 出汗、面色苍白

◉ 烦躁不安或嗜睡、行为异常

◉ 易怒、易困

◉ 运动障碍、失语

◉ 呼气：酒气

4. 应立即采取的措施

◉ 无意识障碍则补充糖水

◉ 留取尿标本

注意　糖尿病患者血糖低于 5mmol/L 可出现低血糖症状。

7.3　实验室指标异常

- 休克
- 急性呼吸衰竭
- 神经系统受损体征
- 儿童肌张力减退

- 呼吸≥30 次/min
- 心律失常
- 心律≥150 次/min
- 体温过低≤34℃或体温过高≥38.5℃
- 动脉血压过高
- 脱水
- 反应迟缓

- 中度心动过速（80～120 次/分）
- 厌食、腹泻、呕吐
- 体温中度降低<36℃或体温中度升高>38.5℃

- 无症状的实验室指标异常
- 由其现任医生呈报

1. 必须测量的生命体征

- 心率
- 血压
- 体温
- 根据情况
  - 呼吸频率
  - 氧饱和度

- 随机血糖
- 疼痛评分

2. 问诊须关注的信息

（1）既往史
- 代谢性疾病
- 可引起贫血的疾病
- 肾功能不全或肾上腺功能不全
- 慢性呼吸功能不全
- 癫痫、神经系统疾病

（2）处理
- 利尿剂
- 替代治疗（胰岛素、铁剂、钾）
- 抗癫痫药

（3）过敏史

（4）病历
- 写明进行指标检测的原因
- 指标分析
- 是否伴随胸痛、呼吸困难、不适、意识丧失
- 改善基本状态情况
- 有无呕吐、腹痛、腹泻、厌食
- 有无弥漫性疼痛、痉挛
- 有无多饮多尿症状

3. 观察
- 意识障碍：烦躁不安或嗜睡
- 脱水症状：口干、皮肤弹性降低
- 结膜颜色：苍白、黄染
- 呼吸困难、出汗

4. 应立即采取的措施
- 如有意识障碍则即可以腕带标识患者身份

- 低血糖时补充糖水
- 测量脉搏

注意

- 评价应由患者入院时的临床情况决定，患者实际情况应当为第一考虑要素而非实验室指标。
- 对于患者体质（既往史、周围环境、治疗情况）应当在分流之前认真察看和了解。例如，尽管中度贫血较易出现症状，但慢性贫血的患者可能因耐受而不表现明显症状（迅速发生发展、冠状动脉疾病）。
- 在有疑问时，护士应当在分流之前向医生告知实验室检查结果。

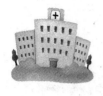

第8章

精神神经系统疾病症状

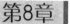

8.1 昏迷

- GCS 评分≤8 分
- 发绀
- 体温升高>38.5℃
- 低血糖<0.5g/L
- 生命体征不稳定

- GCS 评分在 9 到 12 分之间
- 体温过低
- 一氧化碳中毒可能
- 严重低钠血症（<115mmol/L）

- GCS 评分在 13 到 14 分之间
- 急剧出现<48h
- 血氧饱和度<90%
- 舌头咬伤
- 大小便失禁
- 低钠血症

1. 定义

昏迷是最严重的意识障碍，即意识的持续中断或完全丧失。昏迷患者表现为觉醒能力障碍及意识活动丧失，对外界刺激无言语和行为反应，严重者躯体反射和内脏反射也受到影响。

2. 生命体征评估参数

- GCS 评分
- 瞳孔
- 脉搏
- 呼吸
- 体温
- 血压
- 血氧饱和度
- 随机血糖
- HbCO

3. 问诊须关注的信息

（1）既往史

- 环境相关史（家庭、朋友等）
- 心脏病史
- 高血压病史
- 糖尿病病史
- 慢性肺部疾病史
- 神经疾病史（脑血管意外、癫痫、脑膜炎、肿瘤……）
- 外伤史或其他意外史
- 毒品摄入史（吗啡、海洛因等过度摄入）
- 疫区传染病史
- 饮酒史

（2）治疗

◎ 当前治疗的改变

（3）过敏史

（4）现病史

◎ 起病时间

◎ 发病持续时间

◎ 重点了解昏迷发生的速度、持续时间及演变过程

◎ 首发症状

◎ 伴随症状

- 诱因
- 中毒
- 创伤
- 供暖设施所致
- 慢性酒精中毒

（5）病史

◎ 症状

- 高热或体温过低
- 呼吸节律异常
- 脉搏显著变缓或增快
- 严重高血压
- 皮肤粘膜的改变
- 脑膜刺激症
- 瘫痪
- 去脑强直
- 抽搐

◎ 伴发症状

- 发热
- 头痛
- 神经功能缺失
- 震颤
- 出汗

4. 急救处理

- 对症治疗
- 保持呼吸道通畅
- 纠正休克
- 降低颅内压
- 处理伤口
- 加强各种防护

5. 初步诊断

- 神经源性
  - 脑血管意外
  - 肿瘤
  - 脑血管血栓形成
  - 后危急期（癫痫）
- 颅外脏器或全身性疾病
  - 感染性疾病
  - 肝性脑病
  - 严重引起缺血、缺氧的疾病
- 中毒性
  - 药物中毒
  - 一氧化碳中毒
- 内分泌和代谢性
  - 低血糖
  - 糖尿病酮症酸中毒
  - 高渗性非酮症性昏迷
  - 低钠血症
- 其他
  - 乙醇戒断症
  - 中暑
  - 电击伤

注意

- 所有发热所致昏迷都可能是一种急性脑膜脑炎,除非有确切证据可排除此诊断。
- 注意与闭锁综合征、木僵、癔病性不反应状态鉴别诊断。
- 病因不明的急性昏迷病人可从随机血糖测定开始。
- 老年人脑膜刺激征症状都可能表现不明显,而仅表现为精神症状或意识障碍。

8.2 头痛

- GCS 评分≤8 分
- 意识障碍
- 头痛及喷射状呕吐
- 生命体征不稳定
- 发绀

- GCS 评分>9 分
- 体温>39℃
- 疼痛的 EVA 分级>7 分
- 呕吐
- 突然起病或几小时内的应激反应
- 发热所致头痛
- 剧烈头痛
- 头痛+可疑一氧化碳中毒

- 7 天内的渐进性出现
- 正常体力活动时头痛

- 出现超过 7 天
- 习惯性头痛：偏头痛

1. 定义

头部疼痛，包括头的前、后、偏侧部疼痛和整个头部疼痛。

2. 生命体征评估参数

- 心率
- 血压
- 体温
- 疼痛的评估（EVA）
- GCS 评分

3. 问诊须关注的信息

（1）既往史

- 高血压病史
- 神经病史
- 癌症
- 血管，如动脉瘤
- 偏头痛

（2）治疗

- 镇痛
- 抗凝剂
- 抗血小板凝聚药物

（3）过敏史

（4）现病史

- 急剧或渐进性发病

◎ 出现时间

◎ 出现场景：诱因、使用某产品、应激、休息

◎ 强度：渐进性的、急骤达最大强度

◎ 持续时间

◎ 缓解、加重因素：体位、使用镇痛药、创伤史、供暖引起的
（一氧化碳）、脑膜炎传染源接触

◎ 类似的表现，门诊辅检：核磁共振（MRI）、CT、脑电图

（5）病史

◎ 伴发的意识障碍

◎ 伴发的神经系统损伤

◎ 恶心

◎ 视力障碍

◎ 发热

◎ 3~4 天前的感染症状

◎ 眩晕

4. 急救处理

◎ 根据手术记录给予镇痛药

◎ 如果有条件的话安静、避光

◎ 对于伴发高热的头痛患者应隔离住在单人病房（脑膜炎风
险）

5. 初步诊断

◎ 偏头痛（最常见）

◎ 感染源性

● 急性脑膜炎

● 急性脑膜脑炎

◎ 血管源性

● 血肿（硬膜外或硬膜下）

● 脑出血

● 脑血管动脉瘤破裂所致蛛网膜下腔出血

- 脑血栓性静脉炎
- 中毒性：一氧化碳中毒
- 创伤后所致
- 肿瘤因素
- 感染因素

注意

- 所有的偏头痛患者发生的异常头痛均应考虑为危急重症。
- 当怀疑有脑膜炎时，患者应戴口罩，注意防护。

 8.3　意识障碍

- GCS 评分<8 分
- 发绀
- 体温升高>38.5℃
- 低血糖<0.5g/L

- GCS 评分在 9 到 13 分间
- 血氧饱和度<90%
- 抽搐
- 舌头咬伤
- 大小便失禁
- 低钠血症
- 突然起病

- GCS 评分>13 分

- 进展>48h
- 年龄<60 岁

1. 定义
- 一系列涉及心理症状的总称
- 以一种意识错乱伴发反应迟钝状态（思维大幅减退，类似于反应迟钝）；观念形成（观念形成的某环节，构想某事物或想法的方式）障碍为特征
- 预后可有不完全遗忘（这种遗忘与特定时限相关）
- 意识障碍也提示有注意力集中障碍及对外界事实的认知障碍
- 治愈后患者多可完全恢复智力

2. 生命体征评估参数
- 心率
- 血压
- 体温
- 呼吸
- 血氧饱和度
- 随机血糖
- GCS 评分
- 瞳孔
- HbCO

3. 问诊须关注的信息
（1）既往史
- 精神病史
- 成瘾史
- 血管性
- 神经性
- 代谢性

（2）治疗

◎ 精神药物

◎ 抗癫痫药物

（3）过敏史

（4）现病史

◎ 既往与环境相关（家庭、朋友……）

◎ 起病时间

◎ 发病持续时间

◎ 发作史

◎ 诱因

- 中毒

- 创伤

- 供暖设施所致

- 慢性酒精中毒

◎ 当前治疗的改变

（5）病史

◎ 症状

- 时间空间定向异常

- 言语缺乏条理

- 嗜睡

- 意识障碍

- 行为障碍

- 记忆障碍

- 幻觉

- 忧郁、焦虑

◎ 伴发症状

- 发热

- 头痛

- 神经功能缺失

- 震颤

- 出汗

4. 急救处理

- 若病人昏迷应给予延续生命支持
- 低血糖时补充饮用糖水（保证没有呛咳的情况下）
- 如果患者孤身一人，应避免无监护地将其单独留在病房

5. 初步诊断

- 神经源性
  - 脑血管意外
  - 肿瘤
  - 脑血管血栓形成
  - 后危急期（癫痫）
- 中毒性
  - 药物中毒或过量
  - 违禁毒物摄入
  - 一氧化碳中毒
- 代谢性
  - 低血糖
  - 低钠血症、高钠血症
  - 低钾血症、高钾血症
  - 酸中毒、碱中毒
  - 糖尿病酮症酸中毒
  - 高渗性非酮症性昏迷
- 其他
  - 乙醇戒断症
  - 外伤

注意

- 重视病人意识障碍进行性变化。
- 严密观察生命体征变化。

8.4　抽搐

- 癫痫发作
- 唇及肢端发绀
- 反复发作，不伴意识恢复（持续癫痫状态）
- GCS 评分<8 分

- 24h 内反复发作，伴有意识的恢复
- GCS 评分>8 分
- 大小便失禁
- 舌头咬伤
- 瞳孔正常对光反射
- 意识丧失

- 呼吸频率<10 次/分
- 体温>38℃
- 随机血糖<5mmol/L
- 血氧饱和度>90%
- 意识恢复后持续的意识障碍状态

- 超过 24h 的伴意识恢复的反复发作
- GCS 评分为 15 分

1. 定义

不自主的，阵发的，短暂的肌肉收缩

多伴有意识的丧失

癫痫是一个症状而不是一个诊断

2. 生命体征评估参数

- 脉搏
- 血压
- 体温
- 呼吸
- 血氧饱和度
- 随机血糖
- GCS 评分
- 瞳孔

3. 问诊须关注的信息

（1）既往史

- 癫痫病史
- 心脏病史
- 神经病史

（2）治疗

- 抗癫痫药
- 精神病药物，安定
- 抗凝剂
- 利尿剂
- 过量抗生素（β-内酰胺类药物）

（3）过敏史

（4）现病史

- 发作实况的研究：强直痉挛动作或无序动作、舌头咬伤、流涎、排尿及意识丧失
- 发作开始时间
- 发作持续时间
- 诱因
  - 治疗违规
  - 饮酒或其他毒物
  - 使用可降低癫痫发作阈值的药物

- 遵嘱服药

（5）病史

- 脑外伤
- 立即意识丧失
- 伴发创伤
- 呕吐
- 癫痫发作的伤痕：舌头咬伤（最特征性）、大小便失禁、强直痉挛动作、大量流涎
- 体温升高
- 支气管堵塞（多为吸入）
- 发绀、外周皮肤斑块
- 肌肉痛
- 酒精戒断症状：发汗、震颤

4. 急救处理
- 给予持续生命体征支持
- 如果正在发作
  - 高流量面罩给氧
  - 保持呼吸道通畅
  - 注意防护，防止舌咬伤及跌伤

5. 初步诊断
- 神经源性
  - 癫痫发作/已知可致癫痫的疾病
  - 脑外伤
  - 脑血管缺血性意外/出血
  - 脑肿瘤
  - 脑血管血栓形成
- 感染性
  - 急性脑膜脑炎（多为疱疹性）

- 急性脑炎
- 脑脓肿

◉ 中毒性

- 一氧化碳中毒
- 违规毒物的使用
- 酒精或药物戒断症状
- 过量使用抗生素（β-内酰胺类）

◉ 代谢性

- 低血糖
- 低钠血症

注意

- 所有伴发热的癫痫均应考虑为一种疱疹性脑膜脑炎，除非有确定证据排除此诊断。
- 还需与过度换气、运动障碍性疾病、发作性睡病、去大脑强直等疾病相鉴别。
- EEG 对诊断有重要意义。

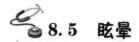

8.5　眩晕

- 眩晕前有昏迷

- 眩晕不伴听力丧失
- 怀疑为脑血管意外所致的眩晕
- 伴发热的眩晕
- 伴意识丧失的眩晕

- 低动脉压所致眩晕（药物引起的……）
- 眩晕伴不能保持直立

耳鼻喉科头晕
- 良性阵发性位置性眩晕
- 耳炎
- 美尼尔氏综合征

1. 定义
- 旋转感觉，对应于旋转性眩晕及静止性眩晕，是由于内耳（迷路、前庭神经）病变致平衡障碍所致。
- 眩晕（前庭性）通常和头晕相混淆，后者可能还包含一部分和前者医学定义并不完全相符的感觉。比如，头痛（头部不适）、感觉异常（麻木）、视力模糊和神智混乱都可以归为头晕或眩晕。

2. 生命体征评估参数
- 心率
- 血压
- 体温
- 呼吸
- 血氧饱和度
- 随机血糖
- GCS 评分

3. 问诊须关注的信息
（1）既往史
- 美尼尔氏综合征病史
- 良性阵发性位置性眩晕
- 假性眩晕
- 体位性低血压

（2）治疗
- 抗眩晕药

🍪 抗高血压药

（3）过敏史

（4）现病史

🍪 眩晕持续时间

🍪 眩晕开始时间

🍪 眩晕的特性，旋转动作

🍪 创伤的概念

🍪 诱因

🍪 空腹

（5）病史

🍪 恶心

🍪 呕吐

🍪 耳鸣

🍪 耳聋

🍪 体温升高

🍪 听力下降

🍪 感觉和/或运动障碍

🍪 头痛

🍪 畏光

🍪 平衡障碍，步态不稳

🍪 复视、饮水呛咳

4. 急救处理

🍪 制动，最好处平卧位

🍪 观察病人的病情变化

5. 初步诊断

🍪 迷路病变

● 美尼尔氏综合征

- 良性阵发性位置性眩晕
- 神经源性
- 脑血管意外
- 脑肿瘤
- 感染性
- 耳炎
- 脑膜炎
- 心血管源性
- 体位性低血压
- 心功能不全
- 药物性或毒性因素
- 利尿剂
- 抗高血压药
- 三环类抗抑郁药
- 所有可能引起动脉压降低的药物

注意

- 完善相关检查如 CT、MRI 等，排除脑血管意外。
- 不要忽视病人的病情变化。

8.6　肢体感觉及运动障碍

- 急性四肢麻痹
- 半边肢体肌力下降<3h*
- 失语<3h
- GCS 评分为 8 分
- 伴发胸痛

- 半边肢体肌力下降<24h
- 失语或口齿不清<24h
- 视力障碍<24h
- 面容或口角歪斜<24h
- 四肢水平的感觉异常

- 半边肢体肌力下降>24h
- 失语或口齿不清>24h
- 视力障碍>24h
- 面容或口角歪斜>24h

- 双侧感觉异常减退
- GCS 评分 15 分
- 没有感觉运动机能缺失

1. 定义

○ 运动和/或感觉神经纤维的侵犯

- 侵犯运动神经纤维时，可出现偏瘫或半身不遂（半侧肢体全部或部分功能丧失），轻度偏瘫，截瘫或下半身轻瘫（双下肢部分或全部运动功能丧失），四肢麻痹或四肢瘫痪（四肢的部分或全部运动功能丧失）

- 侵犯感觉神经纤维时，可出现半身麻木，感觉异常（四肢的麻木），左右感觉倒错，痛觉神经过敏（正常不痛的感觉变得疼痛）

2. 生命体征评估参数

○ 心率

○ 血压

○ 呼吸

- 血氧饱和度
- 随机血糖
- GCS 评分
- 体温
- 瞳孔

3. 问诊须关注的信息

（1）既往史
- 脑血管意外史
- 动脉疾病

（2）治疗
- 抗凝剂
- 抗血小板凝聚药物
- 抗心律失常药
- 抗心绞痛药

（3）过敏史

（4）现病史
- 出现功能不全的开始
- 功能不全的特征：运动的，半边或双侧，感觉的，感觉器官的
- 持续时间，稳定发展或渐进发展
- 诱因
  - **感情刺激**
  - **创伤**
  - **物理应激**
- 相似的情节

（5）病史
- 双侧或单侧受累
- 头痛

- 失语症
- 感觉麻木或部分机体感觉下降
- 舌头咬伤
- 尿失禁
- 膀胱括约肌异常

4. 急救处理
- 制动，患者平卧位
- 怀疑患者有四肢瘫痪时应给其上颈托
- 谨慎移动病人（对病人的任何搬动前均应请示医生意见）

5. 初步诊断
- 血管源性
  - 缺血性或出血性脑血管意外
  - 短暂性脑缺血发作
  - 当伴发胸痛时，警惕主动脉夹层撕裂
- 神经源性
  - 脊髓受压
  - 多发性硬化
  - 帕金森病
  - 癫痫
  - 格林巴利综合征（急性感染性多神经炎）
- 肌肉因素
  - 肌无力
  - 进行性肌萎缩
- 代谢性
  - 糖尿病（低血糖、高血糖）、低钾血症
- 创伤性因素、肿瘤
  - 多见于四肢麻痹或截瘫患者（脊髓半切综合征）

注意

- 运动或感觉机能部分减退和全部丧失一样是危急重症。
- 单侧侵犯需要比双侧侵犯采取更快的措施,尽管后者预后也很差。
- 所有发热所致昏迷都是一种急性脑膜脑炎,除非有确切证据可排除此诊断。
- 应高度重视疑似颈椎和脊髓的损伤,注意颈托的使用和制动。

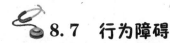

8.7　行为障碍

- 精神性极度烦躁不安,伴对自己或他人强攻击性者,有必要立即进行固定
- 在儿童表现为肌张力减退

- 低血糖:<2.8mmol/L
- 发热≥38.5℃
- 出汗,呼吸困难
- 头痛
- 烦躁不安,多动
- 缄默,虚脱
- 幻觉,谵妄
- 毒物近期摄入的观念

- 焦虑伴多层次需要
- 病理性幻觉

> - 超过 24h 毒物摄入的观念
> - 需要医学心理学咨询

1. 定义

行为障碍是违反社会文明准则或群体行为习惯和标准的"反常"行为，常指一种自毁行为。

2. 生命体征评估参数

- 心率
- 血压
- 体温
- 呼吸
- 血氧饱和度
- 随机血糖
- GCS 评分

3. 问诊须关注的信息

（1）既往史

- 代谢、血管、神经、肿瘤病史
- 精神病史

（2）治疗

- 针对高级别病理诊断的治疗
- 对现有治疗的完善
- 替代治疗

（3）过敏史

（4）现病史

- 询问环境、相同发病经过的观念
- 发作的形式：突然发作、渐进性发作、有诱发事件或无
- 发作场景：主动或被动摄入或吸入有毒物质（如一氧化碳中毒）
- 传染源接触（脑膜炎）

⚬ 伴发颅内压升高症状：头痛、恶心、呕吐

（5）病史

⚬ 瞳孔：瞳孔扩大、瞳孔缩小、瞳孔不等、黄疸的

⚬ 脑血肿

⚬ 黑褐色舌、皮肤皱褶、脱水

⚬ 呼气

⚬ 行为：烦躁不安、多动、恐吓；或相反的，缄默、虚脱

⚬ 言语协调：谵妄、幻觉、神志模糊

⚬ 情绪稳定：笑/哭、冷静/烦躁

⚬ 眼神的姿态：固定的、飘忽的、精神恍惚的

4. 急救处理

⚬ 隔离患者于单人病房，或一个可以接受的不使其独处的地方

⚬ 持续监护，不要忽视陪同人员，在他们离开科室前向他们解释等待医生诊治的必要性

> **注意**
> - 注意病人的安全防护。
> - 及早针对病因进行处置。
> - 儿童在父母怀中监测。
> - 确定病人未携带危险物品或其不能利用自己所携带物品伤害自身。
> - 加强心理护理。

8.8　药物中毒及自杀

- 休克状态
- 药物摄入<1h
- 昏迷，GCS 评分<8 分

- 高血压或低血压
- 心动过速或心动过缓
- 意识障碍
- GCS 评分<15 分
- 药物使用史
- 伴发损伤（跳窗、多发创伤、开放性损伤）
- 呼吸困难（自缢、溺水）

- GCS 评分 15 分，没有进行性的意识障碍
- 生命体征稳定
- 有陪同的病人

1. 生命体征评估参数
- 心率
- 血压
- 体温
- 呼吸
- 血氧饱和度
- 随机血糖

2. 问诊须关注的信息
（1）既往史
- 自杀倾向，精神病住院史
- 抗抑郁症状，情绪失衡，精神病
- 其他需要药物治疗的疾病
（2）治疗
- 精神病药
- 抗抑郁药

◯ 锂剂

（3）过敏史

（4）现病史

◯ 已知的毒物摄入史

◯ 药物种类（监测药物副作用）

◯ 与药物相关

◯ 患者周围可得到药物

◯ 摄入时间

（5）病史

◯ 血流动力学障碍

◯ 心血管症状

◯ 行为：嗜睡、烦躁不安

◯ 出汗、震颤

◯ 年龄（成人、老年人）

3. 急救处理

◯ 持续监护，维持病人生命体征的稳定

◯ 保持呼吸道通畅

◯ 除去病人被毒物污染衣物并清洗污染或疑似污染的皮肤

◯ 加速毒物的排泄

◯ 使用毒物的拮抗剂

注意

- 无论行为或药物剂量如何，有自杀倾向的人都应该严加看守。
- 行为的严重程度不能用药物毒性来衡量。
- 了解场景，药物种类、剂量和其他途径（跳窗、自缢、确切场景等）。
- 对极度危险毒物（有机磷农药、除草剂、重金属等）加强重视和持续监护。

8.9　违禁药物中毒

- 昏迷
- 抽搐
- 休克状态
- 呼吸窘迫

- 体温升高
- 精神性烦躁不安
- 幻觉
- 心动过速，心律不齐
- 动脉压减低
- 肌张力下降
- 呼吸缓慢
- 面色晦暗

- 意识障碍
- 遗忘
- 消化系统症状：恶心、呕吐、腹胀、便秘

- 欣快感
- 多言癖

1. 生命体征评估参数
- 心率
- 血压
- 体温
- 呼吸
- 血氧饱和度

◦ 随机血糖

◦ 瞳孔

2. 问诊须关注的信息

（1）既往史

◦ 成瘾史

（2）治疗

◦ 美沙酮

◦ 强镇痛剂

（3）过敏史

（4）现病史

◦ 诱因

● *毒物摄入、何种毒物*

● *相关产物*

◦ 服用时间

◦ 症状出现时间

（5）病史

◦ 面色：苍白、晦暗

◦ 出汗

◦ 恶心、呕吐

◦ 精神性烦躁不安、幻觉

◦ 肌张力下降

◦ 欣快感

◦ 瞳孔：瞳孔缩小、瞳孔放大

◦ 呼吸节律和幅度

3. 急救处理

◦ 保持呼吸道通畅

◦ 维持生命体征稳定

◦ 加速药物的排泄：催吐、导泻等，使用相应拮抗剂

◦ 如有精神症状：镇静

4. 初步诊断

- 鸦片类中毒：肌张力下降、瞳孔缩小、呼吸缓慢
- 可卡因中毒：烦躁不安、痉挛、体温上升
- 安非他明中毒：痉挛
- 多种挥发性气体、亚硝酸盐制剂中毒：面色晦暗
- 曼陀罗中毒：意识障碍、幻觉、昏迷
- 蘑菇中毒：幻觉、痉挛
- 大麻中毒：意识障碍、欣快感、心动过速

 注意

- 治疗首先为对症治疗。
- 戒断症状多表现为：幻觉、烦躁不安、腹泻、瞳孔扩大、体温升高、出汗、立毛肌收缩、心动过速。
- 应严密观察病人呼吸抑制情况并迅速处理。

 ## 8.10 抑郁症

- 负面及自杀思想
- 既往有自杀倾向，有强烈的死亡意向（跳窗、自缢、溺水）
- 伴发自残损伤

- 躁狂抑郁症性精神病静止期（忧郁期）
- 严重抑郁
- 原发性抑郁或内在抑郁
- 抑郁并服用药物（毒品、药物）

- 创伤后抑郁或继发性或外向性抑郁
- 抑郁并饮酒
- 服用违禁药物

- 单纯性抑郁
- 思维迟缓，呼吸迟缓

1. 定义
- 躁狂抑郁症的一种发作形式
- 以情感低落、思维迟缓以及言语动作减少、迟缓为典型症状

2. 生命体征评估参数
- 心率
- 血压
- 体温
- 随机血糖
- 若毒性相关：呼吸
　　　　　　血氧饱和度
　　　　　　GCS 评分
　　　　　　瞳孔

3. 问诊须关注的信息
（1）既往史
- 全身性疾病：甲减、癌症、小血管疾病
- 精神性疾病：躁狂抑郁性精神病、青春期精神分裂症、反应性抑郁、工作压力、工作的精神烦扰
（2）治疗
- 当前治疗的改变
- 根据进一步诊断针对性治疗：抗焦虑药、抗抑郁药、安定、锂剂等

（3）过敏史

（4）现病史

◯ 起病突然或渐进性

◯ 毒物摄入

◯ 工作环境（心理骚扰、对生产力的要求、"贬低"）

（5）病史

◯ 全身性症状：头痛、脐周痉挛性腹痛、手足搐搦、痉挛素质

◯ 中毒相关时：瞳孔（放大、缩小、不等大、黄疸）

◯ 体征：丧失生活激情（快感消失）、丧失主动性（意志缺失）、思想阴暗、厌食、消瘦

4. 急救处理

◯ 将病人放置有持续监护的地方

◯ 病人床旁持续有人陪同

注意

- 高度注意病人自杀的风险倾向。
- 向病人家属交代风险防范意识，尽量避免病人单独行动。
- 加强病人心理护理。

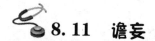

8.11　谵妄

- 急性脑膜脑炎可能
- 有其他诊断的行为异常
- 与自杀倾向相关

- 自杀思想
- 行为障碍伴言语攻击性无其他诊断

● 单纯性谵妄

1. 定义
- 体温降低后智力的暂时性紊乱，或一种急性的酒精、毒物或药物中毒
- 个体智力形成的发展，病人坚信一些并不真实存在，仅仅存在于谵妄的精神病状态下的东西，而这却保证了其智力的完整性

2. 生命体征评估参数
- 心率
- 血压
- 体温
- GCS 评分
- 瞳孔
- 随机血糖

3. 问诊须关注的信息
（1）既往史
- 精神病史
- 毒物摄入史

（2）治疗
- 镇静药
- 安定神经药物

（3）过敏史

（4）现病史
- 症状出现起始时间
- 出现场景
  ● 压力、紧张

- 强烈的情绪
- 药物中毒
- 毒物、毒品吸收

（5）病史

- 解释错误
- 幻想
- 构思想象中的事物
- 狂妄自大
- 被迫害妄想
- 神秘主义

4. 急救处理

- 使病人镇静
- 如果病人有攻击性，在医生允许下可将患者放于隔离开的房间
- 联系心理医生

5. 初步诊断

- 急性谵妄发作
- 急性乙醇中毒
- 急性精神病发作
- 偏执型谵妄
- 伴体温升高的感染性病变
- 低血糖反应

注意

- 若病人的谵妄对他人有危险性，应将其隔离开来。
- 注意病人自身的安全防护。
- 注意心理护理。

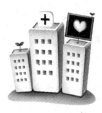

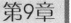

第9章

传染或感染症状

9.1 热带国家回国后高热

- 休克，虚脱
- 急性呼吸窘迫
- 嗜睡，昏迷
- 紫癜

- 心动过速>120 次/分
- 低血压
- 呼吸急促：呼吸频率>30 次/分
- 发热：体温≥38.5℃
- 低温：体温≤36℃
- 寒战
- 从疟疾流行的国家回来

- 心动过速：心率>100 次/分
- 头晕，头痛

- 没有客观证据的发热
- 没有相关迹象的发热

1. 定义

热带之旅回国后 3 个月内，中央体温（鼓膜、肛门）上午
>37.5℃ 或夜晚>38℃。

2. 衡量的重要参数

- 心率
- 血压
- 体温
- 呼吸频率
- 脉搏血氧饱和度
- 血糖
- GCS 评分

3. 问诊须关注的信息

（1）既往史

- 免疫功能低下（HIV 阳性、移植、癌症）
- 糖尿病
- 疟疾
- 疫苗接种情况：破伤风、卡介苗、乙肝、脊髓灰质炎、白喉、
  伤寒、狂犬病、脑膜炎、黄热病、日本脑炎、蜱传脑炎

（2）治疗

- 取决于该地区预防疟疾的药物
- 肾上腺皮质激素、类固醇和非类固醇类消炎药
- 抗生素
- 镇痛、解热

（3）过敏（变态反应）

（4）观察

- 紫癜、远端坏死
- 细脉、皮肤斑点
- 意识障碍、虚脱
- 皮肤湿冷、四肢紫绀、皮肤斑点、出汗、畏寒
- 呼吸困难、胸痛

◯ 少尿或无尿、排尿灼热、尿道排出脓液
◯ 腹泻
◯ 黄疸

(5) 病历涉及内容
◯ 旅行返回的日期、旅行时间、过境地区
◯ 旅行的国家、旅行的类型（商业、旅游、农村和偏远地区）
◯ 对在随行人员中蔓延的、聚集性疾病的观念
◯ 有方向性地应用的措施（驱虫剂、穿长衣）
◯ 不安全的性行为

4. 应立即采取的行动
◯ 脱去病人的衣服
◯ 如果病人出现高热、咳嗽、特发性血小板减少性紫癜、脑膜刺激症，应给病人戴上口罩并进行隔离
◯ 在腹泻严重的情况下，进行大便培养，查尿常规，女性病人加查尿 HCG

注意

- 不管是由什么原因引起的，判断败血症的严重程度的标准是一致的。
- 不要忘了询问病人的免疫状态和性行为。
- 在疑似为 A 型流感病毒（甲型 H1N1 流感病毒）感染的情况下，患者应该戴口罩，不同类型的护理工作人员应该戴特殊防护口罩。
- 当病人从流行国家（印度洋、留尼汪岛等）回来，在蚊子叮咬的情况下，考虑病人感染了曲弓热。
- 当病人从流行国家（太平洋、新喀里多尼亚、法属波利尼西亚等）回来，在蚊子叮咬的情况下，考虑病人感染了登革热。
- 疟疾仍然是最常见的动物传播的传染性疾病。

9.2 脓肿

- 感染性休克
- 心血管系统瘫痪
- 急性呼吸窘迫
- 发热

- 咨询前不少于 48 小时的暴露
- 源病人明确确定为血清反应阳性
- 是源病人的同伴

- 疼痛评分<3
- 局部炎症
- 无发热

- 无炎症反应
- 无发热
- 地区性不适应

1. 衡量的重要参数

- 心率
- 血压
- 疼痛评估（VAS 评分或 AS 评分）
- 体温
- 呼吸频率
- 脉冲血氧饱和度
- 毛细（末梢）血糖

2. 问诊须关注的信息

（1）既往史

◎ 免疫力低下（HIV 阳性、移植、癌症）

◎ 糖尿病

◎ 在过去的三个月住过院

◎ 接种破伤风疫苗

（2）药物治疗史

◎ 类固醇类和非类固醇类消炎药

◎ 抗生素

◎ 解热镇痛药

（3）过敏（变态反应）

（4）观察

◎ 精神混乱

◎ 出汗、面色苍白、畏寒、皮肤湿冷

◎ 皮肤斑点、紫绀、脉细

◎ 局限性（皮肤、牙齿）和扩展（弥漫）性

◎ 外观：发红、发热、肿胀、肌肉紧张、坏死、瘘、流脓

◎ 异物的性质

◎ 疼痛的部位

（5）病历涉及内容

◎ 发病时的症状和疼痛程度

◎ 机制：创伤后自发性的挤压

◎ 描述有高热综合征，伴有出汗和畏寒

3. 应立即采取的行动

◎ 当脓肿定位在手指、手、脚趾或脚时，把脓肿部位浸泡在灭菌剂（消毒剂）中

◎ 取下戒指和手镯

◎ 镇痛的重要性

◎ 水肿时抬高肢体

注意

- 在等待医疗救治的同时，初步覆盖脓肿部位。
- 如果有渗出，应清洗和覆盖脓肿部位。
- 询问病人的疫苗接种情况。

9.3 意外地接触到体液（血液途径/性途径）

- 性侵犯
- 暴露<4 小时

- 咨询前不少于 48 小时的暴露
- 源病人确定为血清反应阳性
- 是源病人的同伴

1. 衡量的重要参数
- 心率
- 血压
- 体温

2. 问诊和观察的材料
（1）既往史
- 既往的暴露史
- 生殖道感染

- 毒瘾
- 接种乙型肝炎疫苗
- 怀孕
- 人类免疫缺陷病毒（艾滋病毒 HIV）

（2）**药物治疗史**

- 免疫抑制剂
- 抗生素

（3）**过敏（变态反应）**

（4）**观察**

- 暴露的确切日期和时间
- 感染途径：血液、性行为
- 已知源病人的血清
- 接触的情况：侵袭（参见紧急情况下的医疗司法）

（5）**病历涉及内容**

- 焦虑、情绪激动、侵袭或减弱

3. 应立即采取的行动

- 被咬伤后，在医疗救治人员没到来之前，应立即自行从近端向远端挤出伤口处血液，并用活力碘消毒。

注意

- 不要忘了怀孕的风险。
- 不要忘了性传播途径的感染（肝炎、梅毒、衣原体、淋病等）。
- 知道源病人的状态。如果源病人是可识别的，在紧急情况下采取样品。
- 作为工作事故涉及接触血液的部分，应确保工伤事故声明。

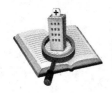

第10章

皮肤病症状

10. 1　紫癜

- 脑膜炎球菌性脑膜炎：爆发性紫癜
- 感染性休克

- 血小板减少出血性紫癜
- 特发性血小板减少性紫癜
- 恶性血液系统疾病引起的紫癜
- willebrand 病

- 中毒性紫癜（酒精中毒）
- 药物性紫癜（非甾体类抗炎药，雌激素，复方新诺明，金盐）

- 毛细血管脆性增加引起的单纯性紫癜（糖尿病，皮质激素）

1. 定义

紫癜是皮肤或粘膜出血，按压不消失的一种病症。分为 2 类：

- 瘀点（针尖大小的红色斑点）
- 瘀斑（大小不一的斑片状蓝紫色斑点）

2. 必须测量的生命体征
- 心率
- 血压
- 体温
- 疼痛评分（数字疼痛评分、视觉疼痛评分）

3. 问诊须关注的信息
（1）既往史
- 起病时间，临床表现
- 接触史
- 近期接触药物（非甾体类抗炎药、雌激素、复方新诺明、金盐）
- 饮酒

（2）过敏史
（3）药物治疗史
- 肝素
- 磺胺类
- 阿司匹林
- 复方新诺明
- 重金属
- 噻嗪类利尿剂

（4）观察
- 休克症状（血压、大理石斑）
- 颈项僵直
- 身体蜷曲
- 淋巴结检查
- 斑点描述（瘀点、瘀斑、线状紫斑）

4. 应立即采取的措施
- 当怀疑为爆发性紫癜和/或脑膜炎球菌性脑膜炎时应隔离患者
- 患者戴口罩

◎ 医护人员使用特殊防护口罩

5. 初步诊断

◎ 感染性疾病
- 爆发性紫癜
- 脑膜炎球菌性脑膜炎

◎ 血液系统疾病
- 特发性血小板减少性紫癜
- Willebrand 病
- 恶性血液病（白血病、血癌等）

◎ 皮肤系统疾病
- 血管性紫癜
- 毛细血管脆性增加引起的紫癜（糖尿病、皮质激素使用）

◎ 药物中毒
- 肝素
- 磺胺类药物
- 阿司匹林、非甾体类抗炎药
- 复方新诺明
- 重金属
- 噻嗪类利尿剂

注意

- 当怀疑为爆发性紫癜时，应隔离患者，并让患者戴上口罩，医护人员使用特殊防护口罩。
- 禁用阿司匹林及非甾体类抗炎药。
- 应预见脑膜炎球菌性脑膜炎或脑膜炎球菌血症，应隔离直接接触者（<30cm），气管插管易使医护工作者感染。预防措施为48小时内使用利福平。

10.2 瘙痒

- 喉头水肿致呼吸困难（Quincke 水肿）
- 低血压（过敏性休克）

- 既往有过敏性休克或 Quincke 水肿（巨型荨麻疹）
- 明确的过敏史

- 瘙痒伴荨麻疹
- 弥漫性瘙痒不能睡眠

- 单纯性瘙痒

1. 定义

瘙痒是指局部或弥漫性痒感，伴随或不伴皮肤破损，需要抓挠的一种症状。

2. 必须测量的生命体征

- 心率
- 血压
- 体温

3. 问诊须关注的信息

（1）药物治疗史

- 是否使用过抗组胺类药物
- 使用皮质激素
- 扩容：羟乙基淀粉（沉积病）
- 服用药物：鸦片类、巴比妥类、抗生素、卤化物衍生物、羟

乙基淀粉

（2）既往史

- 皮肤病
- 过敏史
- 肿瘤病史

（3）现病史

- 起病方式
  - 局限或弥漫
  - 突发或渐进
- 进展方式
  - 急性
  - 慢性
  - 诱发加重
- 部位
  - 局部：头皮、面部、躯干、四肢、生殖器
  - 弥漫：伴随或不伴皮肤症状（荨麻疹）
- 环境因素
  - 物理因素：阳光、寒冷
  - 化学因素：特殊职业、香水或化妆品、接触变应源
- 体质：意识状态、情感状态
- 卫生习惯

（4）观察

- 发热情况
- 皮肤外症状
  - 嗜睡
  - 行为异常
  - 检查有无喉头水肿、呼吸困难
  - 检查有无低血压（过敏性休克）

4. 应立即采取的措施

- 如有呼吸困难和/或低血压应抗休克治疗

◔ 通知急诊科医师

5. 初步诊断
◔ 变态反应性瘙痒
◔ 医源性瘙痒
◔ 感染性瘙痒

注意

瘙痒可进展为疼痛及感染。

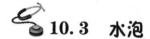

10.3　水泡

- Lyell 综合征伴休克性

- 非休克性 Lyell 综合征（毒性表皮坏死松解综合征）
- Ⅱ度烧伤
- 棘层细胞松解（尼氏症）
- 暴露部位水泡（卟啉病）
- 卟啉尿（卟啉病）
- 表皮糜烂（steven jonhson 综合征）

- 单纯性表皮水泡
- 天胞疮
- 天胞疮样水泡
- 疱疹性皮炎

1. 定义
水泡是指高出皮面、内含液体的局限性、腔隙性皮损。

2. 必须测量的生命体征
- 血压
- 体温
- 呼吸频率

3. 问诊须关注的信息

（1）病历
- 疼痛
- 瘙痒
- 起病速度
- 伴随症状：红、丘疹、斑疹、皮屑

（2）过敏史
- 药物过敏史
- 食物、植物过敏史

（3）治疗史
- 软膏（皮质激素、止痛药）
- 抗组胺药、止痛药、皮质激素

（4）观察
- 检查尼氏症（揭皮试验阳性）
- 检查其他相关破损（红斑、丘疹、斑疹）
- 发热或全身症状（天胞疮、Lyell 综合征、steven jonhson 综合征）
- 面部色素沉着、多毛症
- 卟啉尿（卟啉病）

4. 应立即采取的措施
- 安顿患者
- 包扎创面以防二次感染

5. 初步诊断

◎ 感染性疾病：steven jonhson 综合征

◎ 中毒和/或医源性疾病

● Lyell 综合征

● 卟啉病皮肤表现

◎ 变态反应

◎ 免疫系统疾病

● 疱疹性皮炎

● 天胞疮

● 天胞疮样水泡

> **注意**　　Lyell 综合征是绝对的急症，通常需要集中冲击治疗或重症监护。

10.4　下肢红肿

● 丹毒+感染性休克

● 坏死性筋膜炎
● 丹毒+重度感染

● 丹毒及弱病体质（糖尿病、肾功能不全、免疫抑制）

● 单纯性丹毒

---

1. 定义

下肢红肿是腿部体积增大，并迅速变红的一种病症。

2. 必须测量的生命体征
- 心率
- 血压
- 体温
- 脉氧饱和度
- 疼痛评分

3. 问诊须关注的信息
(1) 既往史
- 丹毒
- 坏死性筋膜炎
- 淋巴管炎
- 感染性休克，重症监护
- 静脉血栓栓塞性疾病

(2) 治疗史
- 抗凝药使用史
- 甾体类抗炎药（皮质激素）和非甾体类药物使用史

(3) 过敏史
- 近期服药情况、光敏效应、阳光

(4) 现病史
- 起病方式：突然起病、渐进、潜伏
- 诱因
  - 创伤
  - 隐性感染、瘭疽（化脓性指头炎）
  - 近期手术史

(5) 观察
- 观察呼吸运动，是否有呼吸窘迫
- 下肢红肿、发亮，有触痛
- 检查周围淋巴结
- 沿淋巴管走行检查
- 观察深静脉和/或浅表静脉血栓体征

◎ 观察有无感染性休克体征：低血压、皮肤大理石斑纹、脉搏微弱

4. 应立即采取的措施

◎ 安顿患者

◎ 如有呼吸困难则给氧

◎ 不要移动患者

5. 初步诊断

◎ 血管性疾病（静脉炎）

◎ 感染性疾病（链球菌感染）

◎ 过敏性疾病

◎ 中毒或医源性疾病

注意

应考虑静脉炎可能，嘱患者卧床。

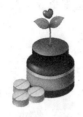

第11章

风湿病症状

11.1 颈痛

- 怀疑颈部解剖异常（颈动脉/颈椎）
- 外伤
- 急性四肢瘫痪

- 疼痛剧烈
- 感觉或运动缺失
- 双手感觉异常

- 发热

- 落枕

1. 定义
颈痛是指颈背部第 1 颈椎到第 7 颈椎的疼痛。

2. 必须测量的生命体征
☞ 心率
☞ 血压
☞ 疼痛的评估（EN/EVA）

- 呼吸频率

3. 问诊须关注的信息

（1）家族或个人既往史
- 颈痛史
- 关节病史

（2）治疗史
- 镇痛
- AINS、皮质激素、药膏（AINS）
- 颈托

（3）过敏史

（4）现病史
- 疼痛开始时间
- 诱因：外伤史

（5）观察
- 头痛
- 颅外伤
- 肌无力
- 肢体感觉或运动障碍
- 头晕
- 听觉障碍、耳鸣
- 视觉障碍
- 眩晕感

4. 应立即采取的措施

- 让患者平卧在病床上
- 如果是多发性创伤合并颈痛的病人，应在给患者放置颈托后保持其呼吸道通畅，建立静脉通路，等待医生处理

5. 初步诊断

- 创伤后原因

- 骨折
- 脱位
- 感染原因
- 多关节类风湿关节炎
- 脊柱关节炎
- 风湿原因
- 颈椎关节病
- 颈丛、臂丛神经痛
- 落枕

注意

在专科医生到来之前不要脱下患者颈托，尽管有时病人症状看上去较轻。

11.2 背痛

- 双侧血压差异大（怀疑主动脉夹层）
- 疼痛剧烈型

- 截瘫（怀疑 Adam-Kieviecz 动脉闭合）

- 一般型

1. 定义

背痛是指背部脊柱的疼痛。

2. 必须测量的生命体征

- 心率

◎ 血压
◎ 体温
◎ 疼痛的评估（EN/EVA）

3. 问诊须关注的信息

（1）治疗史
◎ 非甾体抗炎药

（2）家族或个人既往史
◎ 关节病
◎ 心脏病
◎ 消化系统疾病
◎ 呼吸系统疾病

（3）过敏史

（4）现病史
◎ 疼痛的特征
- 部位
- 程度
- 持续性还是间歇性
- 机械负荷与体位的影响
- 开始及持续的时间
- 有没有进行性加重
◎ 诱因
- 外伤史
- 近期用力负重物
- 体力劳动

（5）观察
◎ 发热
◎ 肢体或括约肌的瘫痪
◎ 上腹部疼痛

4. 应立即采取的措施
- 立即让患者处于较舒适的体位

5. 初步诊断
- 炎性原因
  - 强直性脊柱炎
  - 多发性关节炎
- 肿瘤原因
  - 骨肿瘤
  - 多发性骨髓瘤
- 机械原因
  - 关节病
  - 骨质疏松

注意

背部疼痛可能是心肺或消化系统损伤的体征。

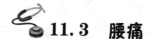

11.3 腰痛

- 发热性尿路感染或急性椎间盘炎并发中毒性休克

- 怀疑坐骨神经麻痹
- 坐骨神经痛（EN>7）
- 怀疑急性椎间盘炎
- 急性肾盂肾炎不伴并发症

- 椎骨下陷
- 腰痛（3<疼痛评分≤7）

> - 一般腰痛
> - 腰椎间盘突出导致的腰痛

1. 定义

腰痛是指位于第 12 肋与臀部下缘之间的疼痛，伴或不伴向下肢的放射痛。

2. 必须测量的生命体征

- 心率
- 血压
- 体温
- 疼痛的评估（EN/EVA）

3. 问诊须关注的信息

（1）药物治疗史

- 镇痛药
- 皮质激素

（2）家族或个人既往史

- 恶性肿瘤
- 吸毒史、艾滋病、免疫抑制
- 肾绞痛

（3）过敏史

（4）现病史

- 疼痛开始的特征
  - 潜伏性
  - 渐进性
  - 有或没有诱发因素
- 疼痛的特征
  - 急性
  - 慢性

◎ 疼痛节律
- 机械性：昼间的，随着活动而加剧
- 炎性：夜间的，晨醒过早

◎ 疼痛的描述
- 渐进性
- 持续性
- 阵发性

◎ 诱发因素
- 持续用皮质激素
- 近期负重物
- 近期外伤史
- 久坐或久站或经常弯腰

（5）观察
◎ 一般状况减退
◎ 不能解释的消瘦
◎ 发热
◎ 沿坐骨神经分布的疼痛
◎ 背痛
◎ 肌萎缩、肌张力下降
◎ 感觉异常

4. 应立即采取的措施
◎ 立即让患者处于镇痛体位
◎ 根据诊疗规则推荐镇痛药

5. 初步诊断
◎ 肾绞痛
◎ 肾盂肾炎
◎ 腰椎间盘突出导致的腰痛
◎ 压缩性骨折、骨质疏松、骨髓瘤、肿瘤转移

- 普通腰痛
- 急性椎间盘炎
- 椎间盘病变：椎间盘突出伴或不伴坐骨神经麻痹

注意

　　腰痛的原因不总是风湿因素或创伤后因素，也可能是感染性疾病（急性肾盂肾炎或急性椎间盘炎，女性病人妇科炎症等）导致。

11.4　关节痛

- 低血压伴发热（怀疑感染性休克）

- 痛疼剧烈型（I级镇痛治疗后 EVA>7）
- 关节痛伴发热

- 一般型（EVA>3）
- 多关节型

- 一般型（EVA>3）慢性（三周以上）

1. 定义
　　关节痛是指疼痛局限于关节处，关节没有外形改变，且当受牵连关节活动时，疼痛会加强的症状。

2. 必须测量的生命体征
- 脉搏
- 血压
- 体温

- 氧饱和度
- 疼痛的评估（EVA）

3. 问诊须关注的信息

（1）家族或个人既往史

- 心脏病史：瓣膜疾病、心内膜炎
- 消化系统：炎性疾病
- 生殖系统：睾丸炎
- 眼科：急性葡萄膜炎
- 风湿性：急性风湿性关节炎、类风湿性多发性关节病、强直性脊柱炎

（2）药物治疗史

- 镇痛剂
- 甾体类抗炎药或非甾体类抗炎药
- 透明氯酸钠治疗
- 免疫抑制剂

（3）过敏史

（4）现病史

- 关节痛开始的时间
- 关节痛持续的时间
- 疼痛的部位
  - 近端关节：肩关节、肘关节、髋关节、膝关节
  - 远端关节：手、足
- 受累关节数
  - 单关节：1个关节
  - 少关节：2~5个关节
  - 多关节：多于5个关节
- 外伤史

（5）观察

◎ 发热，*T*>38.5℃

◎ 虚弱

◎ 皮肤色素沉着

◎ 全身广泛花斑纹

◎ 感觉障碍

4. 应立即采取的措施

◎ 立即让患者处于较舒适的体位

◎ 冰敷受累关节

5. 初步诊断

◎ 风湿因素

- 关节病

- 类风湿性多发性关节病

- 强直性脊柱炎

- 急性风湿性关节炎

- 肌肉痛

◎ 炎性因素

- 肌腱炎

- 无菌性关节炎

◎ 外伤因素

- 骨损伤

◎ 感染因素

- 细菌性关节炎

- 感冒

- 肝炎病毒

注意

- 急性风湿性关节炎伴发热需要做血培养以排除心内膜炎。

- 风湿性关节炎病史需要引起注意,因为它可以指导预防性抗生素的使用(心内膜炎)。

- 类风湿性多发性关节病常见于高龄女性。

- 强直性脊柱炎常见于年轻男性。

第12章

眼、耳鼻喉、口腔疾病症状

12.1 复视

- 意识障碍
- 急性呼吸窘迫
- 突然发作<3h

- 高血压危象
- 高热
- 呕吐
- 头痛
- 颈项强直
- 呼吸困难
- 相关颅面部创伤

- 高热，无相关症状
- 偏头痛病史

- 进行性出现
- 聚焦障碍

1. 定义

复视是指睁眼时有双重视野的一种疾病症状。

2. 生命体征测量

- 血压
- 心率
- 体温
- 呼吸频率
- 末梢血糖（手指血糖）

3. 问诊须关注的信息

（1）既往病史

- 心血管疾病的危险因素
- 肿瘤
- 代谢性疾病（糖尿病）
- 神经性疾病（多发性硬化）
- 慢性酒精中毒

（2）处理措施

- 与既往史相联系

（3）过敏史

（4）既往史

- 颅面部创伤、车祸、运动事故、机械及动力事故、异物
- 间断的、突然或进行性发作少于3小时
- 仅向一侧凝视（提示某一眼外肌麻痹）
- 头痛、颈项强直、呕吐、最初的意识丧失
- 用力及屏幕前工作后疲惫
- 单眼复视（健眼闭合时复视持续出现，患眼闭合后复视消失）

（5）病历

- 斜视、聚光、散光、瞳孔扩大、眼睑下垂
- 面部是否对称

◎ 突眼

◎ 异物

◎ 颅面部创伤、淤血

4. 紧急处理措施

◎ 尊重患者自主的体位

◎ 勿取出可能存在的异物

 注意

- 在仅有一种眼科问题的范围内不能诱发双眼复视。紧急时,一种系统性疾病的一种症状更易诱发双眼复视。(眼球局部病变往往不出现单眼复视,双眼复视多由神经系统病变引起)

- 更确切地说,单眼复视更倾向一种眼科原因。(单眼复视往往由眼睛局部病变引起)

 ## 12.2 视力下降

- 眼球创伤,位于眼内的异物
- 视力急剧下降<3h

- 高血压
- EVA>6
- 头痛合并呕吐
- 眼球灼伤或突出

- 高热
- EVA≥3

> - 乏力
> - 无高热
> - 城市生物炎症症候群

1. 测量生命体征

- 血压
- 心率
- 体温
- 疼痛评分
- 末梢血糖
- Glasgow 评分

2. 问诊须关注的信息

(1) 既往病史

- 眼科的 (眼部手术、眼高压、白内障)、矫正镜片的佩戴
- 心血管危险因素、高血压、Horton 病
- 糖尿病
- 肿瘤

(2) 治疗

- 与上述疾病相联系

(3) 过敏史

(4) 既往史

- 单侧或双侧视力下降
- 急性起病或进行性、从前的波动、记下起病时间
- 部分或全部视力下降
- 眼痛
- 假光觉 (有五彩颜色环绕物体的视觉)、飞蚊症
- 颞部疼痛、畏光
- 创伤、工伤、异物
- 感染 (耳鼻喉、牙科的)

（5）病史
- 眼周皮肤皮疹
- 眼红、瞳孔异常（瞳孔扩大、瞳孔缩小）
- 溢泪
- 头痛

3. 紧急处理措施
- 根据科室规程镇痛
- 勿取出眼内可能的异物
- 如果腐蚀性物质灼伤或飞溅到眼部，应用大量清水冲洗眼睛
- 避免暴露于强光

注意

造成视力下降的因素有很多，大致可归为两类：

合并疼痛：
- 急性闭角型性青光眼
- 眼葡萄膜炎
- 创伤性和病毒性角膜炎

不合并疼痛：
- 脑血管意外（AVC）
- 霍顿病
- 视网膜中心动脉闭塞
- 视网膜剥离

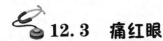

12.3 痛红眼

- 休克状态、心血管虚脱
- 造成眼球开放性伤口的异物
- 化学物飞溅（酸或碱）

- 呕吐
- 头晕
- 视力下降
- 疼痛评分>6
- 高热
- 造成眼球开放性伤口的异物

- 3≤疼痛评分≤6
- 局部炎症

- 局限于眼睑的炎症
- 局部眼刺激
- 无痛性红眼反应
- 疼痛评分<3

1. 生命体征测量

- 血压
- 心率
- 体温
- 疼痛评分
- 末梢血糖
- Glasgow 评分

2. 问诊须关注的信息

(1) 既往病史

- 急性闭角型青光眼
- 特异反应、变态反应
- 疱疹、免疫抑制

（2）药物治疗史

- 三环类抗抑郁药
- 解痉药
- 抗震颤麻痹药
- 眼科瞄准治疗
- 皮质激素疗法
- 抗凝剂

（3）过敏史

（4）既往史

- 突发的自发性疼痛，记录起病时间
- 既往类似发作情况
- 异物、直接伤害、飞溅及烧伤事故
- 炎症

（5）现病史

- 视力下降
- 红眼、瞳孔异常（瞳孔扩大、瞳孔缩小）、突眼、触诊眼硬、畏光
- 复视（双重视野）、动眼障碍
- 颜面部浮肿、皮肤出疹
- 眼睑检查
- 溢泪
- 眼痛

3. 紧急处理措施

- 不要取出可能的异物
- 当被腐蚀性物质烧伤或/和喷溅眼部时，应用大量清水冲洗眼睛
- 当佩戴隐形眼镜时，取出隐形眼镜并将它们放在细菌培养基中

> **注意**
>
> 引起无创性痛红眼的原因有多种，有些可以影响预后：
> - 闭角型急性青光眼
> - 眼眶蜂窝织炎
> - 角膜炎
> - 巩膜炎
> - 虹膜炎

 12.4　眼痛

- 休克状态

- 高热
- 疼痛评分>7
- 异物
- 视力急剧下降

- 视力急剧下降

- 白天结束时疼痛

1. 定义
眼痛在此指非红眼性疼痛。

2. 需测量的生命体征
- 脉搏、血压
- 体温
- 瞳孔反应

◎ 末梢血糖

◎ Glasgow 评分

3. 问诊须关注的信息

（1）既往病史

◎ 闭角型急性青光眼

◎ 慢性偏头痛

◎ 肿瘤

◎ 霍顿病

◎ 多发性硬化（SEP）

（2）药物治疗史

◎ 与提及的疾病相关联

（3）既往史

◎ 视力下降

◎ 起病缓急

◎ 疼痛的改变、触痛、放射、眼眶的、球部的

◎ 复视

◎ 结膜刺激

◎ 伴随症状：视野截断、假光觉

◎ 出现的情况：创伤

（4）病历

◎ 隐形眼镜的佩戴

◎ 角膜透不透明

◎ 浮肿

◎ 异物

4. 紧急处理措施

◎ 如有异物，勿取出

◎ 如有腐蚀性物质灼伤或飞溅到眼睛，用大量清水冲洗

◎ 如佩戴隐形眼镜，取出并放到细菌培养基中

5. 初步诊断

- 急性闭角型青光眼
- 眼带状疱疹
- 视神经炎
- 急性前葡萄膜炎
- 霍顿（Horton）病
- 慢性偏头痛

注意

疼痛强度和病情严重度无关：慢性青光眼或视网膜脱落可能和角膜糜烂的疼痛程度相当。

12.5 鼻衄

- 休克状态、低血压、色斑
- 昏迷、觉醒障碍
- 急性呼吸窘迫

- 严重高血压
- 头痛
- 心动过速
- 出血量>1 量杯
- 抗凝剂治疗
- 已知的凝血障碍

- 控制出血量<1 量杯

1. 定义

鼻衄是指血从鼻孔流出。

2. 需测量的生命体征

- 心率
- 血压
- 呼吸频率
- 血氧饱和度
- 体温
- 末梢血红蛋白估算：HemoCue（手指血常规）

3. 问诊须关注的信息

（1）既往病史

- 凝血障碍、贫血、血友病（凝血功能障碍）
- 肝功能不全
- 高血压
- 肿瘤
- 慢性鼻炎

（2）治疗

- 和提到的疾病相联系
- 对使用抗维生素 K 治疗的患者使用抗凝剂
- 阿司匹林

（3）过敏史

（4）既往史

- 复发性鼻出血，开始时间及日期
- 发作因素（用力、擦伤、直接创伤）
- 出血量：一手帕、一杯

- 头痛
- 头颅创伤、初始认知丧失
- 妊娠（雌激素使鼻部粘膜充血，易于出血）

（5）病历

- 活动性出血
- 皮肤苍白、出汗、心动过速、口渴
- 烦躁不安、意识障碍
- 单侧或双侧
- 凝血块吞咽
- 颈面部创伤
- 鼻部浮肿，鼻梁偏斜

4. 紧急处理措施

- 坐位
- 两边擤鼻涕直到凝血块排出
- 压紧双侧鼻翼
- 可能的话冰敷（口含冰块）
- 低头（不要仰头，防止误吸）

注意
- 接诊病人后要求他继续按压鼻翼 10 分钟。
- 病人不要仰头（防止误吸）

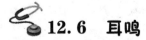

12.6　耳鸣

- 急性头痛并呕吐
- 头颅创伤并外耳道流血
- Glasgow 评分<12

- 耳出血
- 耳漏
- 头晕、呕吐
- 头痛
- 疼痛评分（EVA）<6
- 持续的头颅创伤
- Glasgow 评分≥12

- 耳痛
- 疼痛评分≤3
- 高热

- 无相关症状，近期开始
- 无发热
- 已知原因，噪音暴露

1. 定义

耳鸣是指无外界声波时感觉有声音的一种病症。

2. 需测量的生命体征

- 血压
- 心率
- 体温
- 疼痛评分
- Glasgow 评分

3. 问诊须关注的信息

（1）个人既往史

- 血管的、高血压
- 梅尼埃病、已知的耳鼻喉科疾病

◦ 肿瘤

（2）治疗

◦ 阿司匹林及非甾体类抗炎药、利尿剂、抗菌素、奎宁

（3）过敏史

（4）既往史

◦ 症状开始：突然的或渐近的，连续的或间歇的

◦ 单侧或双侧

◦ 相关性耳聋

◦ 相关颅脑创伤，初始认知丧失，呕吐

◦ 气压伤：俯冲、暴露（鞭炮、烟火）

◦ 职业或业余暴露（锤子捶打、音乐会）

◦ 相关症状：头晕、眼球震颤、头痛

◦ 牙齿问题

（5）病史

◦ 面部不对称

◦ 颈项强直

◦ 头皮淤血、头颅创伤痕迹

◦ 耳出血和/或耳漏

◦ 头晕、眼球震颤

4. 紧急处理措施

◦ 置于安静的环境中

◦ 使病人安静休息

注意

　　虽然多数情况下耳鸣为良性病变，但有些情况下耳鸣预示着一种非常严重的疾病（如头颅创伤并颞骨骨折、颅内出血）。耳鸣也是患者描述症状中的第二方面。

12.7　感音性耳聋

- 头颅创伤并耳出血
- 意识障碍
- 颈项强直、紫癜
- 运动神经缺损<3h

- 发热≥38.5℃
- 头痛、呕吐
- 头晕
- 气压伤的概念
- 颈部推拿的概念

- 耳出血
- 耳鸣
- 无发热

- 感觉声音扭曲
- 不完全听力减退
- 棉签创伤

1. 需测量的生命体征
- 心率
- 血压
- 体温
- 呼吸频率
- 氧饱和度
- 末梢血糖

2. 问诊须关注的信息
（1）个人既往史
- 耳鼻喉（慢性耳炎、听神经瘤、梅尼埃病）

◎ 存在感染性疾病（HIV、梅毒、疱疹）

◎ 癌症、骨髓增生综合征

◎ 神经疾病（多发性硬化）

（2）治疗

◎ 抗血小板凝聚（阿司匹林）、抗凝剂

◎ 抗菌素（氨基糖苷、红霉素、新霉素）

◎ 速尿

◎ 奎宁

（3）过敏史

（4）既往史

◎ 突发或进行性症状开始时间

◎ 头颅创伤观念、颈部推拿观念

◎ 气压伤(伤及耳朵的耳光、潜水事故、暴露)

◎ 一种发热或/和病毒症状的描述

（5）病史

◎ 意识障碍、错乱、头痛、呕吐、颈项强直

◎ 相关运动缺陷、面部不对称

◎ 耳鸣、满耳感

◎ 头晕、眼球震颤

◎ 耳出血或耳漏

3. 紧急处理措施

◎ 让患者处于安静环境中，避免噪音

◎ 如怀疑头颅创伤或颈部损伤，应给患者使用硬颈托

注意
- 如有血从耳平面流出，核实其是否从外耳道流出。
- 存在全身性症状和合并噪音性耳聋的高热时，考虑感染性脑膜炎，给病人戴上面罩并隔离。

12.8　牙痛

- 相关胸痛

- 冠状动脉病史
- 寒战高热
- EN>6
- 牙齿脱臼

- 无寒战性高热，体温持续增高
- $3 \leqslant EN \leqslant 6$
- 脸颊浮肿

- EN<3
- 饮食缺乏

1. 需测量的生命体征
- 心率
- 血压
- 体温
- 疼痛评分

2. 问诊须关注的信息
（1）既往病史
- 已知的冠状动脉机能不全
- 糖尿病
- 廉状细胞性贫血
- 社会不幸、疏忽
- 免疫抑制

（2）治疗

○（肾上腺）皮质激素、抗菌素

○ 与既往史相关

（3）过敏史

（4）既往史

○ 急性的、进行性的、突发的疼痛开始时间

○ 直接创伤

○ 对冷热敏感

○ 既往求诊经过

（5）病史

○ 面色苍白、出汗、寒战

○ 脸颊浮肿

○ 牙齿脱臼（牙齿与牙槽脱离）

○ 牙齿断裂

○ 牙龈损害

○ 口腔内出血

3. 紧急处理措施

○ 当考虑有急性冠脉综合征时行急诊心电图

○ 冰敷脸颊

○ 按规定镇痛

○ 当有出血时在牙槽创伤处放置敷料

注意

当牙齿脱臼时，将脱离牙齿放于牛奶中，放在生理血清中是错误的，并且切勿放于冰中。

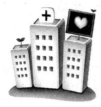

第13章

损伤及间接损伤症状

13.1 伤口

- 血流动力学/出血引起休克状态
- 肢体离断
- 伤口位于胸部、腹部、会阴部

活动性出血，血流动力学稳定
- 有骨折或肌腱损伤
- 神经干损伤引起感觉障碍
- 伤口有异物刺入/贯通伤
- 疼痛评分>7

- 创伤持续数天，创口污染，体温>38.5℃
- 需简单缝合的创口
- 3≤疼痛评分≤6

- 未出血或无需缝合的伤口
- 疼痛评分<3

1. 定义
伤口指皮肤组织的完整性破坏，并伴有组织的流失。

2. 必须测量的生命体征

- 脉搏
- 血压
- 呼吸频率
- 氧饱和度
- 疼痛评分

3. 问诊须关注的信息

（1）家族史和既往史

- 凝血障碍：血友病、脾切除
- 传染性疾病
- 糖尿病
- 接种破伤风疫苗

（2）药物治疗史

- 使用抗凝药物治疗
- 正在使用抗生素
- 糖尿病治疗药物
- 甾体和非甾体类长效抗炎药
- 抗高血压治疗

（3）过敏史

（4）现病史

- 受伤原因和机制
- 受伤后有无紧急处理
- 伤口部位、形状、大小
- 有无活动性出血
- 伤口性质：锐性损伤、钝性损伤、清洁伤口、污染伤口、是否有贯通伤
- 感觉、运动、皮肤颜色
- 肢体损伤时肢体动脉搏动情况
- 伤口：看伤口部位有无血管、神经、肌腱

◎ 面部皮肤的颜色、结膜颜色

4. 应立即采取的措施

◎ 如果异物仍在伤口内，先不要取出

◎ 如果伤口出血，敷料加压止血；如果仍不能止血，人工加压止血

◎ 用无菌生理盐水清洗伤口,消毒,敷料覆盖

◎ 如果为头部外伤，根据 Glasgow 及瞳孔变化进行评分

注意

- 如有活动性出血必须快速包扎
- 清创要彻底
- 伤口处理后应注射 TAT 或破伤风免疫球蛋白

 13.2　脑外伤

血流动力学不稳定
- 意识障碍，Glasgow≤8
- 进行性抽搐
- 呼吸窘迫
- 双侧瞳孔扩大或瞳孔不等

- Glasgow 评分≤13
- 意识障碍、烦躁
- 顺行性遗忘大于20min
- 头皮伤口
- 年龄<3 月，>75 岁
- 急性头痛

- 恶心
- 头皮、帽状腱膜伤口
- Glasgow 评分>13 分
- 疼痛评分>3

- 无意识丧失
- 疼痛评分<3
- 轻挫伤

1. 定义

脑外伤指外力直接或间接作用于头部所引起的外伤。

2. 必须测量的生命体征

- 体温
- 脉搏
- 血压
- 呼吸频率
- 氧饱和度
- Glasgow 评分
- 瞳孔
- 昏迷患者应测血糖

Glasgow 评分（GCS）

睁眼反应	言语反应	运动反应
能自行睁眼 4 呼之能睁眼 3 刺痛能睁眼 2 不能睁眼 1	能对答，定向正确 5 能对答，定向有误会 4 胡言乱语，不能对答 3 仅能发音，无言语 2 不能发音 1	能按吩咐完成动作 6 刺痛时能定位，手指向刺痛部位 5 刺痛时肢体能回缩 4 刺痛时双上肢呈过度屈曲 3 刺痛时肢体呈过度伸展 2 刺痛时肢体松弛，无动作 1

3. 问诊须关注的信息

（1）家族史和既往史

- 凝血障碍：血友病、脾切除
- 传染性疾病
- 糖尿病
- 接种破伤风疫苗

（2）药物治疗史

- 使用抗凝药物治疗
- 正在使用抗生素
- 糖尿病治疗药物
- 甾体和非甾体类长效抗炎药
- 抗高血压治疗
- 饮酒、注射或吸食毒品

（3）过敏史

（4）现病史

- 受伤时间
- 有无短暂的意识丧失
- 出现遗忘
- 伴随症状：头痛、恶心、呕吐、伤口出血、头皮血肿
- 危险因素

  - 从车厢内被抛出
  - 同车有人员死亡
  - 步行者被抛出或碾压
  - 解救时间大于 20 分钟
  - 高速汽车相撞：初始速度>60 千米/小时、速度改变>30 千米/小时、汽车严重变形>50 厘米、撞入旅客车厢>30 厘米
  - 任何年龄者的坠落高度>6 米，或伤者年龄>65 岁或<5 岁，孕妇的坠落高度>3 米
  - 翻滚
  - 汽车与步行者或汽车与自行车相撞时的速度>8 千米/小时
  - 摩托车撞击速度>30 千米/小时或骑车者与车分离

（5）病历

- 伤口（参考伤口章节）
- 瞳孔：直径、大小、对光反射
- 难以抑制或重复的呕吐
- 言语、神志、运动
- 相关体征：突眼、鼻出血、耳出血
- 面色苍白
- 呼吸有无酒味

4. 应立即采取的措施

- 使病人保持30°半坐体位，可有效对抗颅内高压
- 意识障碍患者头偏向一侧
- 使用颈托固定
- 使用床栏，防止坠床
- 使用腕带标记身份

注意

创伤评估时危险因素和生命体征的观察同样重要。危险因素可以评估受伤的严重程度。头痛、头晕、意识障碍、神经系统检查异常提示患者可能有颅脑损伤，颅脑外伤患者应给予颈托固定，直到检查确定无颈椎损伤方可取下。

13.3　面部创伤

- 血流动力学异常
- 呼吸异常
- 神志异常

- 上颌骨脱位
- 耳出血、耳漏
- 大量鼻出血
- 眼球突出、复视
- 面部瘫痪
- 伤口活动性出血
- 疼痛评分>6
- 异物存在

- 听觉减退
- 视觉敏锐度降低
- 牙齿脱位或断裂
- $T>38.5℃$
- 需缝合伤口
- 疼痛评分≥3 且≤6

- 不需缝合的无活动性出血的伤口
- 疼痛评分<3

1. 定义

面部创伤是指外力造成的口腔、颌面部的损伤。

2. 必须测量的生命体征

- 心率
- 血压
- 呼吸频率
- 血氧饱和度
- 体温
- 疼痛评分
- 手指血糖
- Glasgow 评分（参照颅脑损伤）

3. 问诊须关注的信息
（1）家族史和既往史
- 凝血障碍：血友病、脾切除
- 传染性疾病
- 糖尿病
- 接种破伤风疫苗

（2）药物治疗史
- 使用抗凝药物治疗
- 正在使用抗生素
- 糖尿病治疗药物
- 甾体和非甾体类长效抗炎药
- 抗高血压治疗、抗癫痫

（3）过敏史

（4）现病史
- 受伤原因和机理
- 受伤后有无紧急处理

（5）病历
- 检查是否有外耳道出血或耳漏
- 鼻出血
- 眼睑及眼球有无青紫肿胀充血
- 在处理伤口之前，先检查伤口：如果伤口部位涉及神经、动脉血管、鼻泪管要特别注意
- 存在牙齿咬合问题时，不要让口腔常规闭合
- 面部对称（面颊肿胀）
- 淤血、血肿
- 瞳孔、虹膜完整性

4. 应立即采取的措施
- 不要立即取出异物
- 若鼻出血，擤出、加压止血、用冰块止血

◎ 不要把从牙槽里脱落出来的牙齿扔掉

◎ 根据规则，清洗、消毒、覆盖伤口（参照"伤口"章节）

注意

- 活动性出血的伤口应当加压止血。
- 面部创伤应当排除是否有颅脑损伤。
- 根据危险因素排除是否存在严重的损伤。

13.4 颈部损伤

- 感觉异常
- 脊柱变形
- 气管移位
- 咽喉肿大
- 休克状态、心血管系统问题

- 短暂的感觉或运动异常
- 肢体感觉异常
- 括约肌异常
- 颅脑损伤
- 疼痛评分>6
- 危险因素（休克、重要的血液动力学因素）

- 3≤疼痛评分≤6
- 颅脑损伤
- 旋转、倾斜运动受限

- 最近没有相关体征
- 无高热
- 已知原因的噪音产生

1. 定义

颈部损伤是指颈部肌肉、血管、神经和骨骼的损伤。

2. 必须测量的生命体征

- 心率
- 动脉血压
- 血氧饱和度
- 呼吸频率
- 体温
- 疼痛评估（EVA 或 EN）
- Glasgow 评分

3. 问诊须关注的信息

（1）家族史和既往史

- 精神疾病
- 颈部关节疾病
- 生理或病理过程引起：癫痫、直立性低血压

（2）药物治疗史

- 抗抑郁
- 抗凝治疗
- 抗癫痫

（3）过敏史

（4）现病史

- 危险因素：动力学因素、直接或间接撞击
- 受伤机理：压缩（撞伤头部）、过度弯曲、过度拉伸
- 受伤时间
- 挥鞭样损伤

（5）病历

- 伤口（参考"伤口"章节）
- 神经、运动短暂障碍
- 大、小便失禁

- 肢体感觉异常
- 肢体功能障碍

4. 应立即采取的措施

- 将患者置于平卧位，选择大小合适的颈托固定颈部。若患者疼痛难忍，可以使用止痛药但剂量尽量要少。

注意

- 保持患者头—颈—躯干同一轴线。
- 根据危险因素排除是否存在严重的损伤。
- 严重的脊柱损伤时，应考虑是否合并有颅脑损伤。

13.5　腰背部脊柱外伤

- 昏迷
- 脊柱畸形
- 急性呼吸窘迫
- 休克状态、虚脱

- 感觉障碍
- 运动障碍
- 括约肌功能障碍：尿潴留或者尿失禁和大便失禁
- 阴茎异常勃起
- 疼痛评分>6
- 心动过速、低血压
- 危险因素
- 颅脑损伤

> **3≤疼痛评分≤6**
> - 没有颅脑损伤
> - 没有尿道损伤
> - 没有神经障碍

> - 疼痛评分≤3
> - 无相关障碍

1. 定义

腰背部脊柱外伤是指腰椎或胸椎的损伤，以及伴随神经损伤的相关症状。

2. 必须测量的生命体征

- 心率
- 动脉血压
- 体温
- 氧饱和度
- 疼痛评估（EVA 或 EN）
- Glasgow 评分

3. 问诊须关注的信息

（1）既往史

- 癫痫
- 直立性低血压
- 眩晕

（2）药物治疗史

- 神经系统药物
- 抗癫痫药物

◯ 抗凝治疗

◯ 抗高血压

（3）过敏史

（4）现病史

◯ 危险因素：动力学因素、直接或间接撞击

◯ 受伤机理：压缩（撞伤头部）、过度弯曲、过度拉伸

◯ 挥鞭样损伤

（5）病史

◯ 神经、运动短暂障碍

◯ 大、小便失禁

◯ 肢体感觉异常

◯ 肢体功能障碍

◯ 膀胱呈球状或无尿

◯ 阴茎异常勃起

4. 应立即采取的措施

◯ 维持患者头—颈—躯干同一轴线，固定不动

◯ 使用颈托固定

注意

- 注意保持患者头—颈—躯干同一轴线。
- 根据危险因素排除是否存在严重的损伤，是否合并有颅脑损伤。

13.6 胸部外伤

- 呼吸窘迫
- 心血管系统障碍
- 腹式不规则呼吸
- 连枷胸
- 皮下气肿

- 心动过速≥120 次/分
- 呼吸≥30 次/min
- 胸腹式不规则呼吸
- 发绀、大汗
- SPO2≤95%
- 危险因素
- 疼痛评分≥6

- 3≤疼痛评分≤6
- 呼吸抑制
- 危险因素

- 无静息痛
- 没有伴随症状
- 危险因素

1. 定义

胸部外伤指外力直接或间接作用于胸部后造成的胸廓或胸腔脏器的损伤。

2. 必须测量的生命体征

- 心率

- 双上肢动脉血压
- 血氧饱和度
- 体温
- 疼痛评估（EVA 或 EN）

3. 问诊须关注的信息

(1) 既往史
- 慢性呼吸系统疾病
- 心血管系统疾病

(2) 药物治疗史
- 甾体和非甾体抗炎治疗
- 抗凝治疗
- 心血管系统药物

(3) 过敏史

(4) 现病史
- 危险因素
- 机理：直接、间接（减速、爆炸、爆震伤）损伤
- 创伤：闭合、开放、火器伤

(5) 病历
- 胸围、胸廓畸形
- 连枷胸、皮下气肿
- 大汗、苍白、紫绀、呼吸困难
- 皮肤颜色、结膜颜色
- 嗜睡
- 定向功能障碍
- 闭合伤、开放伤（火器伤）、冲击伤

4. 应立即采取的措施

- 伤口包扎止血
- 开放性气胸变闭合性气胸，以待进一步处理，张力性气胸放气减压

◯ 保持病人体位，尤其是患者偏好的坐位
◯ 心电图检查

注意

- 根据危险因素排除是否存在严重的损伤。
- 胸部创伤有时没有较客观严重的体征，如果创伤危险因素是明显的高处动力因素，应该选择2级。

 13.7   腹部会阴部损伤

- 虚脱（心动过速、低血压、皮肤斑纹）
- 昏迷（嗜睡、Glasgow<15）
- 活动性出血
- 会阴损伤

- 定位：大血管、左上腹或右上腹
- 机制和危险因素：休克（速率）、爆震伤
- 疼痛评分>6
- 膀胱全球或无尿、显微血尿
- 表浅呼吸 RR>25 次/min
- 结膜苍白
- 下肢局部缺血

- 3≤疼痛评分≤6
- 腹壁血肿
- 无向外膨胀
- 恶心或呕吐

> - 无功能性体征的创伤
> - 淤血
> - 疼痛评分<3

1. 定义

腹部会阴部损伤顾名思义就是指腹部和会阴部位的损伤。

2. 必须测量的生命体征

- 心率
- 动脉血压
- 疼痛评估（EVA 或 EN）
- 体温
- 呼吸频率
- 氧饱和度

3. 问诊须关注的信息

（1）既往史

- 凝血障碍
- 是否生育

（2）药物治疗史

- 抗凝治疗

（3）过敏史

（4）现病史

- 育龄妇女最后一次月经时间
- 危险因素
- 机理：直接、间接（减速、爆震伤）
- 血尿

（5）病历

- 皮肤颜色、结膜颜色
- 闭合伤（挫伤、血肿）、开放伤（创伤）
- 下肢单侧或双侧局部缺血

- 疼痛定位
- 畸形、骨盆

4. 应立即采取的措施
- 让病人保持疼痛最小的体位
- 血常规、尿常规快速检查

 注意
- 根据危险因素排除是否存在严重的损伤。
- 85%会阴伤会合并腹部脏器损伤。

13.8 肢体创伤

- 肢体离断
- 休克状态、衰竭
- 和正常肢体比，患侧肢体缺血、寒冷

- 活动性出血
- 心动过速、动脉型低血压
- 疼痛评分>6，畸形

- 神经感觉障碍
- 运动障碍
- 疼痛评分>3

- 疼痛评分≤3
- 无相关体征

1. 定义
肢体创伤是指受伤部位位于四肢的外伤。

2. 必须测量的生命体征

- 疼痛评估（EVA 或 EN）
- 心率
- 动脉血压
- 体温

3. 问诊须关注的信息

（1）既往病史

- 过敏
- 患肢上使用的假肢、器材（塑料、螺钉、钢针）

（2）药物治疗史

- 抗血小板聚集
- 抗凝固治疗

（3）过敏史

（4）既往史

- 机制：压碎，休克，直接的损伤或动作造成运动事故，学校、家里或是工作上的事故

（5）病历

- 闭合伤还是开放伤
- 定位（近侧、远侧）
- 畸形
- 运动、感觉
- 热度、颜色、感觉到的脉搏
- 血肿
- 环形水肿

4. 应立即采取的措施

- 采取患者疼痛最小体位，固定肢体伤段（夹板、三角巾）
- 冰敷

● 根据规则使用镇痛药物

● 取下患者戒指和手镯

注意

危险因素是创伤学分析必不可少的元素。

13.9 多发伤和复合伤

- 高速、高强度创伤
- 衰竭
- 心动过速、动脉性低血压
- 急性呼吸窘迫
- 血肿、意识障碍
- 颅脑损伤
- 穿透性创伤
- 疼痛评分≥7

- 严重呼吸困难
- 心动过速、动脉低压
- 疼痛评分<7
- 意识障碍
- 伴有意识障碍的颅脑损伤

- 疼痛评分<3
- 不严重的危险因素
- Glasgow 评分 15
- 无意识障碍的颅脑损伤

> - Glasgow 评分 15
> - 较轻的危险因素
> - 淤血

1. 必须测量的生命体征

- 心率
- 动脉血压
- 心电图
- 体温
- 呼吸频率
- 氧饱和度
- Glasgow 评分
- 瞳孔（对称性、反应）
- 疼痛评估

2. 问诊须关注的信息

（1）既往史

- 凝血障碍：血友病、脾切除
- 传染性疾病
- 糖尿病
- 高血压
- 接种破伤风疫苗

（2）药物治疗史

- 使用抗凝药物治疗
- 正在使用抗生素
- 糖尿病治疗药物
- 甾体和非甾体类长效抗炎药
- 抗高血压治疗

（3）过敏史

（4）现病史

- 危险因素
- 机制：直接或间接损伤

〇 饮酒或吸食毒品

（5）病历

〇 皮肤、结膜颜色

〇 伤口

〇 呼吸困难、皮下气肿

〇 瞳孔（直径、对称性、反应性）

〇 头皮血肿、颅脑损伤痕迹

〇 创伤定位，一个或几个肢体畸形

〇 骨盆挤压痛

3. 应立即采取的措施

〇 采取患者疼痛最小体位，根据规则使用镇痛药物

〇 颅脑损伤或是颈部损伤时，使用颈托固定

〇 若搬动患者时，维持头—颈—躯干同轴上

注意

- 多发伤是至少有两处病变的严重损伤，主要是呼吸和/或循环功能障碍，不要和复合伤混淆。
- 多发伤列为 1 级。
- 根据危险因素排除是否存在严重的损伤。
- 所有颅脑损伤均应怀疑颈椎损伤，应当给予颈托固定。
- 没有医嘱时，不要给患者饮水。

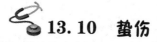 13.10　蛰伤

- 心血管衰竭
- 既往过敏性休克史和/或血管神经水肿
- 肝、肾衰竭

坏死灶或发绀灶

- 全身变态反应
- 局限性水肿
- 心动过速、轻度晕厥
- 疼痛评分≥6
- 多种蜂蜇伤
- 出血综合征（登革热）

- 脸部的叮咬伤
- 体温过高、疼痛评分>3、关节痛
- 感觉障碍
- 运动障碍
- 局限性水肿

- 瘙痒
- 荨麻（荨麻疹）
- 叮咬处变红
- 疼痛评分<3

1. 定义
蜇伤是指昆虫叮咬人体皮肤组织后引发的相应症状。

2. 必须测量的生命体征
- 心率
- 动脉血压
- 体温
- 疼痛评分

3. 问诊须关注的信息
（1）既往史
- 免疫抑制：HIV、移植、化疗

（2）药物治疗史

◌ β受体阻滞剂

◌ 抗凝治疗

◌ 甾体类和非甾体类抗炎治疗（肾上腺皮质激素）

（3）过敏史

（4）现病史

◌ 受伤地域

◌ 相关的生命体征、呕吐、腹泻、头晕

◌ 去热带国家旅行

◌ 接触动物及昆虫史

（5）病历

◌ 观察叮咬伤口有无坏死

◌ 观察受伤部位的感觉和运动

◌ 受伤部位及全身水肿情况

◌ 过敏反应

◌ 荨麻疹

4. 应立即采取的措施

◌ 叮咬部位消毒处理

◌ 如果发现昆虫螯针，拔出来时不要拔断（有大量毒液）

注意

- 询问旅行的患者是否使用抗虫方式（长袖衣服、驱虫剂）。
- 核实来自另一个国家的患者有没有当地的流行病。
- 昆虫可以是其他多种感染性疾病的携带者。

13.11　咬伤

- 蝰蛇
- 有狂犬病的狗
- 衰竭、过敏性休克
- 血管神经水肿

- 不明种类的蛇
- 坏死、青紫的伤口
- 全身过敏反应
- 局限性水肿
- 心动过速、轻度晕厥
- 疼痛评分≥6

- 狗、猫、人咬伤已清创处理
- 已注射抗破伤风疫苗但当时未检测到抗体
- 高热、疼痛评分>3
- 感觉、运动障碍
- 局限性水肿

- 狗、猫、人咬伤后未缝合
- 瘙痒
- 咬伤处发红
- 已注射抗破伤风疫苗，但当时未检测到抗体

1. 定义

咬伤是指动物或人的牙齿对组织的损伤。

2. 必须测量的生命体征
- 心率
- 动脉血压
- 体温
- 疼痛评分

3. 问诊须关注的信息
(1) 既往史
- 免疫抑制：HIV、移植、化疗
- 已注射过狂犬病疫苗

(2) 药物治疗史
- β 受体阻滞剂
- 抗凝治疗
- 甾体类和非甾体类抗炎治疗（肾上腺皮质激素）

(3) 过敏史

(4) 现病史
- 呕吐、腹泻、头晕
- 动物疫苗接种情况（狂犬病）
- 人咬伤：是否存在传染性疾病

(5) 病历
- 伤口性质（参照"创伤"）
- 观察咬破处入口（对于毒蛇来说，毒齿长度相差5~10mm）
- 观察受伤位置感觉和运动情况
- 观察受伤位置皮肤有无坏死情况
- 观察受伤位置及全身有无水肿情况
- 有无过敏反应
- 全身性荨麻疹
- 患者是否存在焦虑，行为混乱，有攻击性等

4. 应立即采取的措施
- 用肥皂水清洗

◯ 用大量清水冲洗

◯ 伤口消毒

◯ 如果是蛇咬伤，应该制动，肢体冰敷，然后让患者休息

注意

- 了解动物接种情况，如为流浪动物可能为狂犬病毒携带者。
- 抓伤和咬伤有同样的风险。
- 如为毒蛇咬伤，应当了解蛇的种类。

13.12　烧伤

- 电击伤
- 昏迷，三度烧伤
- 烧伤面积≥20%
- 定位：面部或颈部
- 低血压，心率≥120 次/分
- 危险因素：爆炸、耳出血、多发伤
- 鼻孔中有灰尘
- 低温
- 心血管衰竭

- 受伤位置：生殖器
- 肢体烧伤
- 老人或儿童
- EVA>7
- 三度烧伤
- 表面积>20%

- $3 \leqslant EVA \leqslant 6$
- 之前的烧伤处污染
- 高热
- 二度烧伤

- 一度烧伤
- 晒伤
- $EVA < 3$

1. 定义
烧伤是指热力因素引起的损伤。

2. 必须测量的生命体征
- 心率
- 动脉血压
- 体温
- 呼吸次数
- 氧饱和度
- 疼痛评分

3. 问诊须关注的信息
（1）既往史
- 慢性疾病:如高血压、糖尿病、肾脏疾病等
- 免疫抑制：癌症、HIV 等

（2）药物治疗史
- 口服降糖药物
- 镇痛药
- 化疗

（3）过敏史

（4）现病史
- 烧伤种类：烧伤、电击伤、化学性灼伤
- 危险因素:爆炸、烟雾,脱离受伤环境时间

- 电击伤：电流强度、皮肤干燥还是潮湿、接触时间、入口／出口位置
- 化学性灼伤：相关的化学药物

（5）病历

- 神志
- 烧伤位置、面积、深度、皮肤颜色
- 水肿情况
- 有无呼吸困难
- 鼻孔中、口中的烟雾粉尘情况
- 外耳道有无出血
- 电击伤伤口的入口及出口(检查当前伤口通道)

4. 应立即采取的措施

- 化学灼伤时用流水冲洗
- 简单消毒，避免使用有刺激性的消毒液
- 使用无菌敷料包扎伤口
- 根据疼痛情况选择合适的止痛药镇痛
- 如果是电击伤，应快速做心电图检查

注意

评估烧伤程度：

- 1°烧伤：仅伤及表皮浅层，生发层健在，再生能力强。表面红斑状、干燥，有烧灼感。
- 浅2°烧伤：伤及表皮的生发层、真皮乳头层。局部红肿明显，大小不一的水泡形成，内含淡黄色澄清液体，水疱脱落，创面红润、潮湿、疼痛明显。
- 深2°烧伤：伤及皮肤的真皮层，创面红白相间水疱可有可无，痛觉迟钝。

- 3°烧伤：表面干燥，触之如纸，无痛，颜色多种，可为蜡白甚至已碳化。
- 成人烧伤根据Wallace9分法，使用表面积估计。

成人9分法		儿童9分法	
身体部位	累积面积（%）	身体部位	累积面积（%）
头颈部	9	头颈部	17
躯干前	18	躯干前	18
躯干后	18	躯干后	18
下肢	18（*2）	下肢	14（*2）
上肢	9（*2）	上肢	9（*2）
会阴	1	会阴	1
全部	100	全部	100

所有烧伤病人在未明确诊断前都应考虑可能存在烟雾中毒。如果有烟雾吸入，有毒气体要考虑CO、氰化物（皮肤颜色改变）中毒。如果烧伤是因爆炸引起的，应考虑是否存在多发伤的可能，如果面部、颈部或外生殖器迅速出现水肿，应当尽早气管插管和留置尿管，以免插管困难甚至不能插管。清除口腔内的烟雾颗粒。

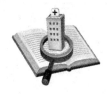

第14章

一般疾病症状

14.1 身体状态的改变

- 常通过问诊发现，但是往往隐藏危急的疾病

1. 定义

身体状态的改变是指乏力、厌食、进行性消瘦超过 3 周的一种症状。

2. 必须测量的生命体征

- 心率
- 血压
- 体温
- 呼吸频率
- 血氧饱和度
- 末梢血糖

◎ Glasgow 评分

◎ 若出现严重的面色苍白，应用 HemoCue 测血红蛋白

3. 问诊须关注的信息

（1）家族史和个人既往史

◎ 神经系统疾病

◎ 精神疾病

◎ 肿瘤性疾病

◎ 血液系统疾病：贫血，恶性血液病

（2）感染

◎ 既往用药史

◎ 安眠药

◎ 抗抑郁药

◎ 利尿剂

◎ 泻药

（3）过敏史

（4）现病史

◎ 早期症状

◎ 危险因素：饮酒与其他毒素摄入史、服药史

◎ 乏力的类型：

● 生理性

● 精神性

● 身体性

● 反应性

◎ 乏力发生的时间

● 晚间的

● 精神上的

◎ 饮食习惯：减肥

◎ 消瘦：体重，体重减轻的持续时间

◎ 厌食：固体食物，液体食物

（5）观察
- 一般状况
- 消瘦
- 食欲下降
- 发热
- 症状及体征
- 咳嗽
- 黄疸
- 关节疼痛
- 呼吸困难
- 盗汗
- 精神症状
- 欲望减退
- 快感消失
- 无力
- 慢性或阵发性焦虑

4. 应立即采取的措施
- 使病人平躺或坐下

5. 初步诊断
- 高龄因素：滑倒综合征
- 肿瘤因素：肿瘤是导致乏力的主要因素，尤其是癌症
- 神经系统因素
  - 肌无力
  - 多发性硬化
  - 帕金森病
- 感染因素
  - 病毒感染：流感病毒、艾滋病毒、EB 病毒、CMV
  - 结核
- 毒素
  - 慢性中毒：戒烟、戒酒

- 医源性中毒：安眠药、抗抑郁药、泻药、利尿药
- 代谢因素
- 高钙血症
- 低钠血症
- 低钾血症
- 低磷血症
- 精神因素
- 抑郁
- 焦虑
- 全身因素
- 贫血

注意　身体一般状况的改变是一个发生频繁、难以发现、隐藏众多疾病可能的症状。

14.2　不适

- 心动过缓<50 次/分
- 低血压（收缩压<75mmHg）
- 呼吸频率<10 或者>40 次/min
- 低血糖+意识模糊
- 全身紫绀
- 低温或者高热
- 意识丧失或突然昏迷
- 治疗中呕吐
- 生化检查异常
- 多汗、脸色苍白

- 急性不适但临床生理状态正常
- 不伴意识模糊的低血糖
- 颅脑创伤
- 心率<50 和心率>150 次/分
- 收缩压<90 或者>210mmHg
- 舒张压<30 或者>120mmHg
- 意识模糊、头晕、视觉模糊

- 心因性不适（手足搐弱症、痉挛）
- 心率在 50~120 次/分之间
- 呼吸频率在 10~25/min 之间

继发于疼痛的不适
非急性不适
心率>120 次/分或<150 次/分
呼吸频率>25~30 次/分

1. 定义

不适是指一种令患者感到难以忍受的机体功能失调。

2. 必须测量的生命体征

- 心率
- 血压
- 体温
- 呼吸频率
- 血氧饱和度
- 末梢血糖
- Glasgow 评分
- 瞳孔对光反射
- 若出现面色苍白，应用 HemoCue 测血红蛋白

3. 问诊须关注的信息

（1）家族史和个人既往史

- 血管疾病：体位性低血压，迷走神经功能障碍
- 心脏疾病：心律不齐
- 神经疾病：癫痫发作、颅脑外伤
- 内分泌疾病：糖尿病、甲减
- 精神性疾病：癔症、感情狂露症、焦虑发作或惊厥发作

（2）既往用药史

- 降压药
- 抗心律失常药
- 抗癫痫药
- 安定、三环类抗抑郁药
- 二氢麦角胺

（3）过敏史

（4）现病史

- 起始时间
- 持续时间
- 是否意识丧失
- 疾病进展
- 发热过程
- 诱发因素
- 厌食
- 代谢障碍
- 是否饮酒或服用药物

（5）观察

- 伴随症状：胸痛、强直阵挛、咬舌、尿失禁、呕吐、皮肤苍白、精神错乱、瞳孔散大或缩小、腹泻、消瘦、乏力
- 前驱症状如心悸、视觉模糊、眩晕
- 检查是否有头皮伤口以及确认是否注射抗破伤风疫苗

4. 应立即采取的措施

◌ 触诊脉搏

◌ 让患者保持平躺或者倾斜姿势

◌ 当发现有低血糖时给予患者糖水饮用

◌ 若患者昏迷应转入抢救室治疗

5. 初步诊断

◌ 血管因素

◌ 迷走神经功能障碍

◌ 低血压

◌ 体位性低血压（老年人、医源性）

◌ 高血压

◌ 心脏因素

◌ 心律不齐

◌ 传导异常

◌ 心动过缓、心动过速

◌ 神经因素

◌ 癫痫发作

◌ 颅内出血（动脉瘤破裂）

◌ 颅脑损伤

◌ 代谢因素：低血糖

◌ 心理因素

◌ 应激：害怕、惊慌

◌ 其他

注意

● 在阳性诊断没有被确定或者阴性诊断没有被排除时，不要让患者离开。

● 例如，我们不能放走一个肺动脉栓塞尚未被确诊的患者。

14.3 嗜睡

- 呼吸停止或者暂停
- 失血性休克、虚脱
- 儿童紫癜
- 儿童低血压
- 昏迷、痉挛发作

- 瞳孔缩小、不等大，颅脑损伤的痕迹
- 至少 3 个月的神经系统功能缺陷
- 呕吐、头痛
- 体温≤32℃以及儿童体温≥40℃
- 血氧饱和度>92%
- 特殊情况（毒素、发热）
- HGT 小于 2.5mmol/L
- 吃奶<3 次

- 意识恢复前的痉挛发作
- 头痛
- 神经系统功能障碍超过 3h
- 呼出酒味气体或者吸食大麻，不伴颅脑损伤思维迟钝

1. 定义

嗜睡是指患者精神萎靡、动作减少、表情淡漠、经常处于睡眠状态，给予较轻微的刺激或呼唤即可被唤醒，醒后意识活动接近正常，能正确回答问题和配合检查，但对周围环境的鉴别能力较差、反应迟钝、刺激停止后又再入睡的一种症状。

2. 必须测量的生命体征

- 心率
- 血压
- 体温
- 末梢血糖
- 呼吸频率
- 血氧饱和度
- Glasgow 评分
- 瞳孔（大小、对称、对光反射）

3. 问诊须关注的信息

（1）家族史和个人既往史

- 代谢疾病、癌症、脉管疾病、精神疾病

（2）最近治疗史

- 最近治疗方案的改变
- 病理情况较重时的治疗方案

（3）过敏史

（4）现病史

- 急性发病或是进展性发病
- 毒素的摄入
- 脑膜炎细菌感染
- 是否有 CO 的摄入
- 颅脑损伤史

（5）观察

- 出汗、皮肤大理石纹、紫绀、紫癜
- 痉挛或者反常运动、尿失禁、咬舌
- 头痛
- 畏光
- 恶心、呕吐、口干舌燥、皮肤皱纹、眼睛凹陷
- 瞳孔（扩大、缩小、不等大）

4. 应立即采取的措施

- 让患者保持侧卧位
- 加装护栏，注意安全
- 为儿童患者准备尿片
- 对于怀疑脑膜炎的患者给予佩戴口罩
- 将患者安置于值班室能观察到的位置
- 给患者佩戴身份手腕带
- 根据初步诊断，需要进行抢救措施，如给氧、保持气道通畅及循环的支持等

5. 初步诊断

- 神经系统性疾病，脑部的炎症、脑瘤、脑萎缩、脑动脉硬化症
- 脑血管疾病，颅脑损伤、出血
- 精神疾病，神经衰弱、抑郁症
- 代谢疾病，糖尿病、甲状腺机能减退等
- 血管因素
- 癌症
- 中毒
- 营养不足
- 青少年或中青年肥胖、体重超重
- 克莱恩-顾文症候群
- 药物因素
- 环境、情绪因素

注意

- 不要混淆嗜睡状态以及虚脱状态，后者往往主要伴随心理上的痛苦。
- Glasgow 评分是主要的评价标准，并且可以用于评价患者的预后，它不仅仅只有评价颅脑损伤的价值。

14.4　烦躁

- 尽管不会出现危及生命的情况，但是不可控制的烦躁根据其损伤情况和其危险性需要立即药物治疗

- 可控制的烦躁：
- 急性酒精中毒

不规则及长时间的活动；患者常持续性变换体位以减轻其不适；可通过一系列行为障碍表现出来。

1. 必须测量的生命体征
- 心率
- 血压
- 体温
- 疼痛评估（EN、EVA）
- 末梢血糖
- 血氧饱和度

2. 问诊须关注的信息
（1）家族史及个人既往史
- 糖尿病
- 毒瘾
- 精神病
（2）药物治疗史
- 口服降糖药、胰岛素
- 安定

◯ 锂剂

（3）现病史

◯ 发病时间

◯ 发病因素：

- **饮酒或者摄入毒物**

- **颅脑损伤史**

（4）观察

◯ 幻觉

◯ 谵妄

◯ 流泪

◯ 危象

◯ 暴力动作

◯ 理解及表达障碍

◯ 失眠

◯ 多言癖

◯ 球囊尿管情况

3. 应立即采取的措施

◯ 将患者安置在一个单独隔离的房间

◯ 妥善固定患者（物理和/或化学）

◯ 立即询问医疗意见

◯ 立即询问精神科医生意见

4. 初步诊断

◯ 器质性原因

- 低血糖

- 低氧血症

- 脱水

- 颈动脉夹层

- 体温过高

- 使用泌尿系装置：球囊尿管

- 创伤史
- 神经因素
- AVC
- 癫痫发作
- 中毒因素
- 药物
- 酒精
- 精神因素
- 突发谵妄
- 精神病
- 焦虑发作
- 情感休克
- 神经官能症

注意

使患者固定的物理及化学方法的执行需要医嘱。

14.5　发热

- 休克、虚脱（感染性休克）
- 急性呼吸窘迫
- 嗜睡、昏迷
- 紫癜

- 心动过速>120 次/分
- 动脉高血压
- 呼吸急促（FR 大于 30 次/min）
- 体温> 38.5℃
- 寒战

- 心动过速（心率>90 次/分）
- 眩晕、头痛

- 不伴其他症状的发热

1. 定义
发热是指身体体温（腋下）>37.4℃的一种症状。判定是否发热，还要注意和平时同样条件下的体温相比较。

2. 必须测量的生命体征
- 体温
- 心率
- 血压
- 呼吸频率
- 血氧饱和度
- Glasgow 评分

3. 问诊须关注的信息
（1）家族史和个人既往史
- 药物史：糖尿病、结核
- 手术史：最近实施的手术
- 精神疾病史：抗精神病药物恶性症候群
- 免疫缺陷：HIV 阳性、移植术后患者、肿瘤、结核
（2）最近治疗
- 抗生素
- 安定药
- 扑热息痛
- 最近的化疗
- 免疫调节剂
（3）过敏史

（4）观察

- 紫癜
- 细脉及皮肤大理石纹
- 意识模糊
- 皮肤冰冷潮湿、外周血管紫癜、皮肤大理石纹、多汗、寒战
- 淡漠、儿童低血压
- 呼吸困难、胸痛
- 少尿，尿量≤500ml/天

（5）现病史

- 年龄>65 岁
- 症状的起因和进展
- 全身不适，意识丧失或者惊厥
- 鉴别要点：感染（皮肤状况）、尿液（功能性征象）、消化（腹部疼痛，食物运输障碍）、肺部（咳嗽、呼吸困难）、生殖系统、静脉（毒瘾）、口腔、耳鼻喉、神经系统
- 生活环境：街道、家中、生活环境不确定
- 近期旅游史，去了哪些国家

4. 应立即采取的措施

- 脱去患者衣物
- 若出现发热性中性粒细胞减少（化疗后），应将患者隔离并佩戴 FFP2 型口罩
- 若患者出现发热、咳嗽、紫癜、脑膜刺激症等情况，应将患者隔离并佩戴手术口罩
- 触诊脉搏
- 视情况物理或化学降温
- 查清原因对症治疗

5. 初步诊断

（1）急性发热、感染性发热

- 呼吸道病毒性感染

- 严重急性呼吸综合征
- 肾综合征出血热
- 传染性单核细胞增多症
- 流行性乙型脑炎
- 急性病毒性肝炎
- 伤寒副伤寒
- 急性局灶性细菌性感染
- 败血症

（2）长期高热

- 感染性疾病
  - 急性血行播散型肺结核、结核性脑膜炎、浸润型肺结核
  - 细菌性心内膜炎
- 非感染性疾病
  - 原发性肝癌、恶性淋巴瘤、恶性组织细胞病、急性白血病、血管—结缔组织病

（3）长期低热

- 结核病
- 慢性肾盂肾炎
- 慢性病灶感染，如副鼻窦炎、牙龈脓肿、前列腺炎胆道感染、慢性盆腔炎等
- 艾滋病
- 巨细胞病毒感染
- 甲状腺功能亢进
- 恶性肿瘤
- 神经功能性低热

（4）反复发热

- 布氏杆菌病
- 疟疾
- 淋巴瘤
- 回归热

（5）超高热

- 中暑

◉ 中枢神经系统疾病，如病毒性脑炎、脑出血及下丘脑前部严重脑外伤等

◎ 细菌污染血的输血反应

注意

- 发热是一个症状，但是它可以导致一系列并发症。

- 若患者回到疫区（印度洋、留尼汪岛），需小心被蚊子叮咬后 chikungunia 病毒的感染。

- 若患者回到疫区（太平洋、新喀里多尼亚、法属波利尼西亚），需小心蚊子叮咬后登革热病毒的感染。

- 若怀疑患者感染 A 型流感病毒 H1N1，患者需佩戴手术口罩，某些人尚需佩戴 FFP2 型口罩。

14.6　急性过敏反应、荨麻疹、急性血管神经性水肿、过敏性休克

休克状态（收缩压小于 90mmHg）+皮疹：过敏性休克
急性呼吸窘迫（始于喉的）：急性神经源性

怀疑过敏性休克和/或急性血管神经性水肿但不能完全证实

单纯皮肤过敏：斑丘疹的爆发
瘙痒：荨麻疹

1. 定义

急性过敏反应、荨麻疹、急性血管神经性水肿、过敏性休克等是指有机体对某些药物或外界刺激的感受性不正常地增高的现象。

2. 必须测量的生命体征

- 心率
- 动脉血压
- 体温
- 呼吸频率
- 血氧饱和度

3. 问诊须关注的信息

（1）家族史及个人既往史

- 变态反应源接触史
- 哮喘
- 血管神经源性水肿

（2）药物治疗史

- 使用抗组胺药物
- 使用糖皮质激素
- 使用药物软膏（皮肤激素、其他）

（3）既往病史

- 症状开始时间
- 寻找病因
  - 环境因素：螨虫、鳞屑、霉
  - 药物因素：青霉素、疫苗、抗炎药物
  - 食物因素：水果、海鲜

（4）观察

- 流鼻涕

- 过敏反应或者荨麻疹的爆发
- 痒
- 喷嚏
- 结膜炎
- 流泪
- 咳嗽
- 腹泻
- 血管神经源性水肿
- 过敏性休克

4. 应立即采取的措施

- 安置病人，去除可疑过敏源或脱离过敏环境
- 评估病人
- 保持气道通畅，有气道梗阻征象需开放气道、给氧，必要时气管插管或切开
- 建立静脉通道，积极进行液体复苏
- 监护心电、血压、脉搏、呼吸
- 药物治疗

5. 初步诊断

- 原因
- 环境性
- 药物性
- 食物性

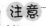

注意 从皮肤症状的产生到过敏性休克，其时长往往比机体致敏时间还短。

14.7 疼痛

严重疼痛（疼痛评分>7）

- 中度疼痛至严重疼痛
  （5≤疼痛评分≤7）

- 轻度疼痛至中度疼痛
  （3≤疼痛评分≤4）

轻度疼痛（疼痛评分<3）

1. 定义

疼痛是一种复杂的生理心理活动，它包括伤害性刺激作用于机体所引起的痛感以及机体对伤害性刺激的疼痛反应。存在两种类型的疼痛：

急性疼痛：术后疼痛、创伤后疼痛、因治疗引起的疼痛；

慢性疼痛：如腰痛、慢性头痛、癌痛以及因神经病变引起的疼痛。

2. 必须测量的生命体征

- 心率
- 血压
- 体温
- 血氧饱和度
- 疼痛评估

3. 问诊须关注的信息

（1）家族史及个人既往史

- 糖尿病史

○ 心脏病史

（2）**药物治疗史**

○ 镇痛药

○ 心脏病药物

○ 降糖药

（3）**过敏史**

（4）**既往史**

○ 疼痛的起因

○ 疼痛的机制：炎症性疼痛、机械性疼痛、肌肉性疼痛

○ 疼痛部位

○ 疼痛类型

- **持续性疼痛**：蚁爬感、烧灼感

- **阵发性疼痛**：电击痛、剧痛、创伤痛

○ 疼痛进展

- 疼痛持续时间

- 疼痛是突然开始还是渐进性发生

○ 有无放射

○ 伴随症状

○ 诱因

○ 创伤

○ 工作意外

○ 进餐

○ 缓解因素

○ 服药

○ 体位变换

○ 既往是否有相似的症状

（5）**观察**

○ 消化系统：恶心、呕吐

○ 神经系统：四肢蚁爬感

○ 皮肤情况：有无疱疹

○ 循环系统：下颌痛，放射至下颌及手臂的疼痛

○ 社会影响：睡眠紊乱、焦虑、抑郁、社会功能的缺失

4. 应立即采取的处理措施
○ 以能减轻患者疼痛的体位安置患者
○ 根据各个科室的治疗指南给予镇痛药物

5. 初步诊断
○ 原因复杂多样

注意

- 所有的急性疼痛需立即治疗。
- 在评价疼痛过程中需考虑患者主观因素。
- 在治疗过程中需反复评价疼痛的程度。

14.8 乏力

常通过问诊发现，若有伴随症状存在，往往会变得危急

1. 定义
乏力是指做任何事情之前感到不适、精疲力竭、进餐后不能缓解的一种症状。

2. 必须测量的生命体征
○ 心率

- 血压
- 体温
- 呼吸频率
- 血氧饱和度
- 末梢血糖
- Glasgow 评分
- 若出现严重的面色苍白，应用 HemoCue 测血红蛋白

3. 问诊须关注的信息

(1) 家族史及个人既往史

- 神经系统疾病
- 精神疾病
- 肿瘤性疾病
- 血液系统疾病：贫血、恶性血液病
- 感染

(2) 既往用药史

- 安眠药
- 抗抑郁药
- 利尿剂
- 泻药
- 抗过敏药

(3) 现病史

- 早期症状
- 危险因素：饮酒与其他毒素摄入史、服药史
- 乏力的类型
  - 生理性
  - 精神性
  - 身体性
  - 反应性
- 乏力发生的时间
- 饮食习惯：减肥

（4）观察

◔ 一般状况

- 消瘦
- 食欲下降
- 发热

◔ 症状及体征

- 咳嗽
- 黄疸
- 关节疼痛
- 呼吸困难
- 盗汗

◔ 精神症状

- 欲望减退
- 快感消失
- 无力
- 慢性或阵发性焦虑

4. 应立即采取的措施

◔ 使病人平躺或坐下

5. 初步诊断

◔ 肿瘤因素：肿瘤是导致乏力的主要因素，尤其是癌症

◔ 神经系统因素

◔ 肌无力

◔ 多发性硬化

◔ 帕金森病

◔ 感染因素

◔ 病毒感染：流感病毒、艾滋病毒、EB 病毒、CMV

◔ 结核

◔ 毒素

◔ 慢性中毒，戒烟，戒酒

- 医源性中毒：安眠药、抗抑郁药、泻药、利尿药
- 代谢因素
  - 高钙血症
  - 低钠血症
  - 低钾血症
  - 低磷血症
  - 糖尿病
  - 慢性肾炎
- 内分泌疾病、甲减、甲亢
- 产后大出血引起休克而致的席汉氏综合征
- 脑垂体前叶机能亢进所致的肢端肥大症
- 精神因素
  - 抑郁
  - 焦虑
- 全身因素：贫血

注意　　常通过问诊发现，乏力若有伴随症状存在，往往会变得危急。

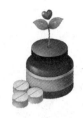

第15章

儿童疾病症状

15.1　小·儿·耳·痛

- 休克状态
- 紫癜

- 高热 >40℃
- 头痛
- 恶心、呕吐
- 疼痛程度评分>7
- 耳道有脓性分泌物流出或听力下降

- 眩晕
- 疼痛程度评分>5
- 高热>38.5℃

- 疼痛程度评分>3

1. 定义
小儿耳痛是指患儿感觉耳内或耳周疼痛的一种症状。

2. 测量生命体征

◔ 心率

◔ 血压

◔ 体温

◔ 疼痛程度（小儿面部表情评分表）

◔ Glasgow 评分

3. 问诊须关注的信息

（1）既往史

◔ 耳炎

◔ 牙科疾病、牙龈是否红肿

◔ 腮腺炎、扁桃体是否红肿、有无出麻疹的迹象

◔ 过敏反应

◔ 有无外伤史

（2）药物治疗史

◔ 抗生素

◔ 免疫抑制剂

◔ 有无使用止痛药物

（3）早期症状

◔ 一侧或双侧的疼痛

◔ 疼痛是否伴有张口咀嚼障碍以及耳屏压痛或耳廓牵拉痛

◔ 症状出现时间、持续时间

◔ 鼻炎或相关结膜炎

◔ 牙科疾患

◔ 是否可能有异物进入，查看鼻腔及外耳道

◔ 眩晕

◔ 头痛

◔ 恶心呕吐

◔ 畏光

◔ 耳鸣

◔ 听力下降

◔ 神经痛

（4）体格检查
- 紧张度
- 耳溢液
- 流鼻涕
- 异物（昆虫、小玩具等）
- 是否有耳内盯聍膨胀嵌顿
- 脸部浮肿（侧面?）
- 淋巴结肿大
- 皮肤完整/出现紫癜
- 外伤

4. 应立即采取的措施
- 隔离小儿以防引起脑膜炎并给其带上面罩

5. 初步诊断
- 耳炎
- 脑膜炎
- 乳突炎

注意

- 如果有外伤的迹象，应视为头部外伤。
- 小儿可能把异物放入不同的孔中：耳朵或者鼻子。
- 脑膜炎可能是耳炎的一个并发症（临近部位的感染）。

15.2　小儿腹痛

- 休克状态
- 肌张力低
- Glasgow 评分<9

- 呻吟、情感淡漠、体重减轻
- 腹泻、呕吐
- 疼痛评分>7
- Glasgow 评分：9 ~ 13

- 腹泻、呕吐，但各项指标正常
- 疼痛评分>5

- 腹痛而无其他症状
- 健壮的小孩

1. 定义
小儿腹痛是指胸骨下、脐的两旁及耻骨以上部位发生的疼痛。

2. 必须测量的生命体征
- 心率
- 血压
- 体温
- 疼痛程度
- 体重

3. 问诊须关注的信息
（1）既往史
- 疝气

- 腹部手术
- 消化功能

（2）药物治疗史
- 扑热息痛
- 非甾体抗炎药
- 抗生素
- 是否进行过冷或热敷

（3）过敏史

（4）早期症状
- 症状出现的形式：突然、逐渐
- 持续性痉挛性腹痛
- 青春期女孩最近一次月经时间
- 大便颜色、性状、量
- 伴随症状：腹泻、恶心、呕吐、便秘
- 饮食习惯
- 诱因
- 外伤

（5）体格检查
- 腹肌紧张度
- 缓解疼痛姿势
- 腹胀
- 积气
- 脱水（眼窝凹陷、皮褶厚度?）

4. 应立即采取的措施
- 不要盲目止痛，以免延误治疗
- 统计尿量
- 禁食禁饮

5. 初步诊断
- 急性小肠套叠（好发年龄：2个月至2岁）
- 阑尾炎

- 胆道蛔虫
- 婴儿肠胀气（1 岁内多见）
- 急性胃肠炎
- 过敏性紫癜

注意

急性阑尾炎是小儿腹痛最常见的原因。

15.3　小儿腹泻呕吐

- 休克状态
- 肌张力低
- 体重减轻>10%

- 体重减轻>5%
- 高热
- 疼痛程度评分>7

- 体重减轻>5%
- 疼痛程度评分>5

- 疼痛程度评分<3
- 各项指标正常

1. 定义

小儿腹泻呕吐是指小儿消化功能有障碍，大便次数增加伴胃内容物返流入食管，经口吐出的一系列症状。

2. 测量生命体征
- 心率
- 血压
- 体温
- 体重

3. 问诊须关注的信息
（1）既往史
- 消化功能
- 支气管炎、毛细支气管炎
- 手术史
- 有无进食不洁食物史
- 外伤史

（2）药物治疗史
- 退热药
- 抗生素
- 止泻药
- 根据病因已采取的相应措施

（3）过敏史

（4）早期症状
- 起病方式、时间
- 症状持续的时间
- 是否伴疼痛
- 呕吐是否呈喷射性
- 体重减轻，大于或小于5%
- 腹泻的性质（水样便、粘液便、血便）、大便量
- 饮食习惯
- 诱因

（5）体格检查
- 大便或呕吐物的性状、量
- 脱水体征（眼窝凹陷、皮褶厚度）
- 囟门

- 肌张力
- 对环境的反应

4. 应立即采取的措施
- 补液、退热
- 禁食
- 平衡水电解质
- 统计尿量
- 保护肛周皮肤

5. 初步诊断
- 病毒性胃肠炎（轮状病毒）
- 食物中毒感染
- 少见但严重的：颅内高压所致的脑积水

注意　遇到腹泻或者呕吐的情况时，应注意询问患儿所在幼儿园或者小学是否有同样症状的流行。

15.4　小儿呼吸困难

- 休克状态
- 急性呼吸困难
- Glasgow 评分<9

- 说话困难
- 拒食
- 肢体末梢紫绀
- 呼吸费力
- Glasgow 评分：9～13

- 呼吸不畅或呼吸费力

- 就诊时不再有呼吸困难表现

1. 定义

小儿呼吸困难是以呼吸频率、节律、深度发生紊乱为特征的呼吸障碍。

2. 测量生命体征

- 心率
- 血压
- 体温
- 呼吸频率、节律、深度
- 血氧饱和度
- 体重

3. 问诊须关注的信息

（1）既往史

- 哮喘
- 已知的过敏
- 肺部疾病
- 外伤史

（2）治疗史

- 根据病因已采取的相应措施

（3）过敏史

（4）早期症状

- 症状出现时间
- 第一次发病
- 起病方式：突然、逐渐
- 诱因：吸入有毒物、吸入异物、情绪
- 接触病毒传染源(公共场所,幼儿园,小学?)
- 拒食

◎ 体重减轻

（5）体格检查

◎ 呼吸费力体征：胸腹式呼吸，肋间肌用力、鼻翼煽动

◎ 紫绀（肢体末端、嘴唇）、出汗、苍白

◎ 说话困难

◎ 呕吐、恶心

◎ 端坐呼吸

◎ 呼吸音：突然停止、阻塞

◎ 相关的咳嗽

◎ 流鼻涕

◎ 嗜睡、烦躁

4. 应立即采取的措施

◎ 疏通鼻咽部

◎ 合适的姿势

5. 初步诊断

◎ 毛细支气管炎

◎ 重症哮喘危象

注意　● 在紧急情况下不要让小孩平躺。

● 小儿可能把异物塞入口腔或鼻腔。

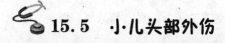

15.5　小儿头部外伤

- 肌张力低
- Glasgow 评分<9
- 抽搐

- Glasgow 评分：9～13
- 疼痛评分>7
- 意识模糊
- 不可抑制的呕吐
- 年龄<1 月
- 头部外伤并意识丧失

- 发生于小于 1 岁的小儿
- 单一的呕吐

- 头部外伤而无意识丧失及相关症状

1. 必须测量的生命体征
- 心率
- 血压
- Glasgow 评分
- 瞳孔
- 呼吸频率
- 体温
- 末梢血血糖

2. 问诊须关注的信息
（1）既往史
- 能引起意识丧失的疾病（糖尿病、癫痫）
- 平衡障碍
- 视力障碍
- 血友病
（2）治疗
- 结合相关疾病
- 抗凝

（3）过敏史

（4）早期症状

◎ 受伤时的状况高度、什么部位着地、接触面（石板、垫子等）

◎ 何时发生

◎ 当时有无意识丧失

◎ 受伤前的疾病

◎ 相关的神经系统障碍：精神恍惚，语言障碍，嗜睡，烦躁不安

◎ 相关症状：呕吐、恶心、头痛

（5）体格检查

◎ 瞳孔：瞳孔不等大、瞳孔扩大、瞳孔缩小

◎ 耳漏、鼻漏

◎ 肌张力

◎ 是否只能说几个单词

◎ 对环境的反应（声音、动作）

◎ 缓解疼痛的姿势

3. 应立即采取的措施

◎ 把患儿放在有护栏的担架上并有人监护（家长）

◎ 在患儿手上建立静脉通道

◎ 保护患儿颈椎，勿移动过多

4. 小儿 Glasgow 评分

◎ 睁眼能力

● 自发睁眼　4

● 能通过语言吩咐睁眼　3

● 能通过疼痛刺激睁眼　2

● 不能睁眼　1

◎ 语言能力

● 能正常交谈　5

- 回答错乱　4
- 只能说出单词（不适当的）　　3
- 只能发音　2
- 不能发音　1

 运动能力

- 能按吩咐运动　6
- 能对疼痛刺激产生定位反应　5
- 能对疼痛刺激产生屈曲反应　4
- 异常屈曲（去皮层状态）　　3
- 异常伸展（去脑状态）　2
- 无反应　1

注意

- 首先注意观察小孩的意识进展
- 受伤的状况是创伤分类的主要依据
- 在晚上或者午休时不要把每天的睡眠周期和意识障碍相混淆

15.6　小儿食物中毒

- 休克状态
- Glasgow 评分<9
- 口腔损伤
- 呼吸困难

- Glasgow 评分：9～13
- 摄入>1h
- 无口腔损伤

- 误服物不明
- 指标正常
- 有恶心、呕吐、腹痛、腹泻

- 无相关症状
- 摄入少量的已知低毒物质（肥皂、洗洁精）

1. 定义

小儿食物中毒是指孩子吃了某些带致病菌或毒素、毒质的食物而发生中毒的现象。

2. 必须测量的生命体征

- 心率
- 血压
- 体温
- Glasgow 评分
- 末梢血糖

3. 问诊须关注的信息

（1）既往史

- 年龄
- 体重
- 进食不洁食物史

（2）治疗史

- 抗生素
- 是否催吐或使用其他解毒物质

（3）过敏史

（4）早期症状

- 食入已知物质
- 摄入量

◯ 摄入时间
◯ 有无恶心、呕吐、腹痛、腹泻等症状
◯ 皮疹
◯ 呕吐物、排泄物
◯ 呼吸困难、失声
◯ 肾损害或神经系统症状
◯ 意识障碍

（5）体格检查
◯ 肌张力
◯ 意识
◯ 对环境的发现（声音、动作）
◯ 口腔损伤
◯ 过敏反应

4. 应立即采取的措施

◯ 可从排泄物、呕吐物、粪便剩余食物、就餐用具等提取标本
送检
◯ 空腹
◯ X 射线检查、心电图检查

5. 初步诊断

◯ 细菌性食物中毒
◯ 化学性食物中毒
◯ 真菌性食物中毒
◯ 有毒的动、植物中毒

注意

- 注意父母怀抱中的小孩，避免其再受到伤害。
- 尽快知道导致中毒的物质很重要，以便尽早治疗。

15.7 小儿高热

- 肌张力低、意识障碍
- 紫癜
- 休克状态
- 高热>40℃
- Glasgow 评分<9

- 高热>39℃
- Glasgow 评分：9 ~ 13
- 婴儿<3 个月

- 哭闹、疼痛（疼痛评分：5 ~ 7）
- 表情淡漠

可耐受的发热（小儿仍爱玩）

1. 定义

小儿高热是指患儿体温大于或等于 38.5℃ 和小于一个月的婴儿体温大于等于 38℃ 的一种症状。

2. 必须测量的生命体征

- 心率
- 血压
- 体温
- 呼吸频率
- 体重
- Glasgow 评分

3. 问诊须关注的信息

（1）既往史

- 类似病史

⊜ 惊厥

（2）药物治疗史

⊜ 退热药

⊜ 抗生素

（3）过敏史

（4）早期症状

⊜ 发病时间

⊜ 发展：体温渐增高、渐降低、波动的

⊜ 相关症状：疼痛、呕吐、腹泻

⊜ 食欲降低

⊜ 体重减轻>5%

⊜ 已知传染物

（5）体格检查

⊜ 皮肤褶皱

⊜ 眼睛凹陷或浮肿

⊜ 婴儿前囟门的凹陷

⊜ 囟门突出

⊜ 肌张力

⊜ 皮肤恢复颜色的时间（正常值<3秒）

4. 应立即采取的措施

⊜ 脱去患儿衣服

⊜ 统计尿量

⊜ 补液治疗

5. 初步诊断

⊜ 急性脑膜炎

⊜ 急性鼻咽炎

⊜ 急性阑尾炎

⊜ 年轻女孩尿路感染或者肾盂肾炎

◎ 病毒感染

◎ 急性病毒性胃肠炎

◎ 急性耳炎

◎ 咽峡炎

注意

- 膨隆的囟门提示可能为颅内高压（脑膜炎?），不要和婴儿哭闹时囟门突出相混淆。
- 轻按压胸前的皮肤，是为了测量皮肤恢复正常颜色的时间（<3 秒即为正常）。

15.8 小儿惊厥

- 意识丧失
- 强直性抽搐，口唇面部紫绀
- 肌张力低

- 高热>39℃
- 头痛、喷射性呕吐
- 惊厥持续状态

- 过去发作一次
- T>38.5℃

- 首次发作
- 使用退热药后退热

1. **定义**

小儿惊厥是指患儿无主观意识的肌肉收缩。这种收缩是阵发性、短暂性的，常伴随意识丧失。可能是部分发作，也可能是全面发作或单侧发作。

2. 测量生命体征
- 心率
- 血压
- 体温
- 血糖
- 血氧饱和度
- 体重
- Glasgow 评分

3. 问诊须关注的信息
（1）既往史
- 家族史
- 猫狗咬伤史
- 神经系统疾患：癫痫
- 血管疾病
- 肿瘤性疾病

（2）药物治疗史
- 退热药
- 抗惊厥
- 抗生素

（3）过敏史

（4）早期症状
- 是否第一次发作、发作部位、持续时间
- 感染性疾病
- 起病形式
- 诱因
- 嗜睡
- 服入毒物、酒等
- 是否受刺激

（5）体格检查
- 肌张力
- GCS 评分
- 定向力障碍、对发作无记忆
- 肢体末端紫绀
- 舌头咬伤
- 尿失禁
- 流涎
- 囟门凸起
- 头痛
- 恶心呕吐

4. 应立即采取的措施
- 正在发作时，应保护患儿免受各种伤害，把患儿放在两边都有栏杆保护的地方
- 在患儿腰椎部位进行麻醉

5. 初步诊断
- 感染原因
  - 所有感染性疾病：流感、耳炎、咽峡炎
  - 脑膜炎
- 内分泌或者代谢因素
  - 低血糖
  - 低血钙
  - 低血钠
- 神经系统或神经精神因素：婴儿癫痫
- 肺部因素：急性缺氧

注意

保护患儿安全，防坠床、防咬伤。

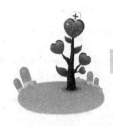

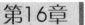

第16章

附　录

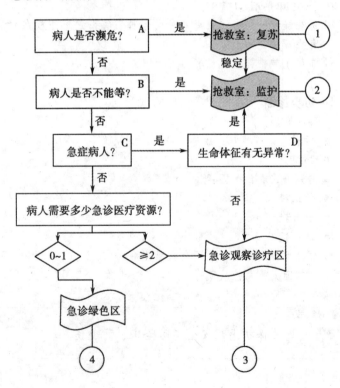

附录1　分级和分区流程

急诊病人病情分级和分区流程图

附录 2 生命体征异常参考指标（急诊病情分级用）

	<3 个月	3 个月 ~ 3 岁			3 ~ 8 岁	>8 岁
		3 ~ 6 月	6 ~ 12 月	1 ~ 3 岁		
心率	>180	>160			>140	>120
	<100	<90	<80	<70	<60	<60
呼吸 *	>50	>40			>30	>20
	<30	<25			<20	<14
血压-收缩压（mmHg）**	>85	>90+年龄×2				>140
	<65	<70+年龄×2				<90
指测脉搏饱和度	<92%					

注：*评估小儿呼吸时尤其要注意呼吸节律；

＊＊评估小儿循环时须查毛细血管充盈时间和有无紫绀,病情评估时血压值仅为参考指标,有无靶器官损害是关键,血压升高合并靶器官损害,则分级上调一级;成人单纯血压升高(无明显靶器官损害证据)时,若收缩压>180 mmHg,则病情分级上调一级;要重视低血压问题,收缩压低于低限者分级标准均应上调一级。

附录3　列入急诊病人病情分级的医疗资源

列入急诊分级的资源	不列入急诊分级的资源
六、实验室检查(血和尿)	七、病史查体(不包括专科查体)
八、ECG、X线 九、CT/MRI/超声 十、血管造影	十一、POCT(床旁快速检测)
• 建立静脉通路补液	• 输生理盐水或肝素封管
• 静脉注射、肌注、雾化治疗	• 口服药物 • 处方再配
• 专科会诊	• 电话咨询细菌培养室、检验室
简单操作(n=1) 　如导尿、撕裂伤修补 复杂操作(n=2) 　如镇静镇痛	简单伤口处理 　如绷带、吊带、夹板等

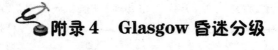

附录4　Glasgow昏迷分级

1. 睁眼

　4-自发睁眼

3-呼唤睁眼

2-疼痛刺激睁眼

1-不睁眼

2. **语言反应**

5-回答切题

4-回答不切题

3-答非所问

2-只能发音

1-不能言语

3. **运动反应**

6-按吩咐动作

5-刺痛能定位

4-刺痛能躲避

3-刺痛肢体屈曲

2-刺痛肢体伸展

1-不能运动

轻度昏迷：13～14 分

中度昏迷：9～12 分。

重度昏迷：3～8 分。

附录 5 VAS 疼痛评分标准

0 分：无痛；

3 分以下：有轻微疼痛，能忍受；

4～6 分：患者疼痛并影响睡眠，尚能忍受；

7～10 分：患者有渐强烈的疼痛，疼痛难忍，影响食欲，影响睡眠。

附录6 国际分诊量表

国际分诊量表为5级制分诊，由澳大利亚急诊医学院制订于1993年，要求分诊护士对每一个到急诊科的患者进行以下分级，目的是促进分诊方法的标准化。

分诊级别	处理时间	国际分诊类别
1	立即	复苏
2	10min	危急
3	30min	紧急
4	1h	次紧急
5	2h	非紧急

附录7 CRAMS 创伤评分

项目	检测结果	评分
循环	毛细血管再充盈正常，收缩压 > 13.3kPa（100mmHg）	2
	毛细血管再充盈延迟，收缩压 11.3 ~ 13.2kPa（85 ~ 99mmHg）	1
	无毛细血管充盈或血压 < 11.3kPa（85mmHg）	0
呼吸	正常	2
	异常（费力或表浅或 R>35 次/min）	1
	无自主呼吸	0

续表

项目	检测结果	评分
胸腹部	无压痛	2
	有压痛	1
	腹壁紧张连枷胸，或胸腹部贯穿伤	0
运动	正常	2
	对痛刺激有反应	1
	无反应，或去大脑强直	0
语言	正常	2
	胡言乱语或不恰当语言	1
	无或不能理解的言词	0

 ## 附录8　加拿大分诊及严重程度分级

患者应在到达急诊室后10分钟内得到评估。

1级:复苏	常见表现	诊断指标
●护士评估: 　立即 ●医生评估: 　立即	●呼吸心跳骤停 ●重大创伤 ●休克 ●哮喘(垂死) ●严重呼吸窘迫 ●意识改变(神志不清、谵妄) ●抽搐	●创伤性休克 ●气胸:创伤/自发 ●面部烧伤危及呼吸道 ●重度烧伤,烧伤面积>30% ●中毒合并低血压/意识障碍 ●腹主动脉瘤 ●心肌梗死合并并发症/急性左心衰/低血压 ●哮喘持续状态 ●颅脑外伤:重度意识障碍/无意识 ●癫痫持续状态

续表

2级:非常紧急	常见表现	诊断指标
• 护士评估:立即 • 医生评估:15min	• 颅脑损伤(高风险+/-意识改变) • 严重创伤 • 意识改变(昏睡、嗜睡、躁动) • 眼部化学性损伤 • 过敏反应(严重) • 胸痛:内脏的、非创伤性的、+/-相关症状 • 重度中毒(有意识的病人) • 腹痛(年龄>50岁) • 腰背痛(非外伤、非肌肉骨骼) • 胃肠道出血+阴道出血 • 脑血管意外 • 重度哮喘(PEFR<40%) • 缺氧/呼吸困难(中度/重度) • 阴道出血:急性疼痛(VAS>5/10) • 呕吐和/或腹泻(合并脱水) • 重度感染征象(紫癜、皮疹) • 患者免疫功能低下/化疗后 • 高热(年龄≤3个月),直肠温度>38℃	• 颅脑损伤 • 多发性创伤、多发性肋骨损伤 • 颈椎/脊髓损伤 • 眼睛被腐蚀性/碱性液体灼伤 • 过敏性反应 • 心肌梗死、稳定性心绞痛、急性左心衰、无其他症状的胸痛 • 胃食管返流 • 处方药中毒/非特异性物质中毒 • 腹主动脉瘤、阑尾炎、胆囊炎 • 出血GI、低血压 • ACV • 重度哮喘 • COPD、喉炎 • 自然流产 • 宫外孕破裂 • 会厌炎、脑膜炎、败血症 • 急性精神病发作/躁狂 • 低血糖/高血糖、糖尿病酮症酸中毒 • 偏头痛 • 肾结石、腰背痛/关节扭伤(错位)、角膜炎、葡萄膜炎

2 级:非常紧急	常见表现	诊断指标
	• 急性精神病发作/狂躁 • 糖尿病:低血糖/高血糖 • 头痛:VAS = 8 ~ 10/10 • 疼痛:VAS = 8 ~ 10/10（肾、腰背、眼） • 性虐待 • 新生儿(年龄 ≤7 天)	

3 级:紧急	常见表现	诊断指标
• 护士评估:30min • 医生评估:30min	• 颅脑损伤(警惕呕吐) • 中度创伤 • 药物滥用 • 呕吐/腹泻(≤2 年) • 透析 • 感染征象 • 轻/中度哮喘（PEFR >40%） • 轻/中度呼吸困难 • 胸痛(锐痛) • 没有诱因的 MCAS • 胃肠道出血 • 警惕入室时抽搐 • 急性精神病 +/- 自杀倾向 • VAS = 8 ~ 10/10 合并轻伤 • VAS = 4 ~ 7/10(头痛、肾痛、腰背痛)	• 颅脑损伤 • 肩关节前脱位、胫骨/腓骨骨折 • 踝关节骨折 • 肾盂肾炎 • 哮喘/COPD • 支气管炎/喉炎/肺炎 • 没有其他症状的胸痛(肌肉骨骼、胃肠道、呼吸系统) • 胃肠道出血,无并发症 • 自然流产 • 抽搐 • 急性精神病+/- 自杀倾向 • 偏头痛、肾结石、腰背疼痛、关节扭伤(错位)

4 级:不很紧急	常见表现	诊断指标
• 护士评估:60min • 医生评估:60min	• 颅脑损伤,未合并呕吐 • 轻微外伤 • 腹痛(急性) • 耳痛 • 非致命性胸痛、轻微外伤/肌肉骨骼 • 呕吐/腹泻(>2 年,未合并脱水) • 自杀倾向/抑郁 • 过敏反应(轻微) • 角膜异物 • 腰痛、背痛(慢性) • 泌尿系感染症状 • VAS=4~7/10 • 头痛(非偏头痛/非突发的)	• 颅脑损伤,未合并呕吐 • Colles 骨折、踝关节扭伤 • 阑尾炎、胆囊炎 • 中/外耳炎 • 没有其他症状的胸痛(肌肉骨骼、胃肠道、呼吸系统) • 胃食管返流病 • 自杀倾向/抑郁 • 荨麻疹 • 角膜异物 • 腰痛/扭伤 • 泌尿系感染
5 级:不紧急	常见表现	诊断指标
• 护士评估:120min • 医生评估:120min	• 轻微外伤 • 咽喉痛,无呼吸系统症状 • 腹泻,无脱水 • 呕吐,意识清楚(无脱水) • 月经期 • 轻微症状 • 腹痛(慢性) • 精神症状 • VAS<4/10	• 腰痛/扭伤 • 泌尿系感染 • 胃肠炎 • 呕吐 • 月经紊乱 • 换药 • 石膏更换 • 便秘 • 症状:神经官能症、人格障碍、精神紊乱 • 表皮损伤

附录 9 分诊的健康评估

分诊的健康评估是急诊护士对不同系统的快速健康评估。

常规:

1. 始终首先执行初始评估与干预

2. 运用 PQRST 格式询问患者主诉（加重或减轻因素，性质，部位，严重程度，时间）

- P（provokes，诱因）
- Q（quality，性质）
- R（radiates，放射）
- S（severity，程度）
- T（time，时间）

3. 对该症状快速进行如下健康评估

（1）心血管系统

①胸痛、放射痛

②心悸

③气促、出汗

④头昏/晕厥

⑤面色苍白

⑥脚踝部浮肿

⑦恶心

⑧硝酸甘油（是否服用及时间）

⑨末梢循环是否良好

⑩其他

（2）呼吸系统

①气促、出汗

②呼吸频率与呼吸困难

③可听到的哮鸣音/喘鸣音

④流涎

⑤胸部扩张

⑥咳嗽，痰的颜色

⑦呼吸音

⑧其他

（3）神经系统

精神状态（意识清楚、意识丧失、意识恍惚、不配合、烦躁、嗜睡、定向的、癔症）

①语言（有条理、无条理、无语、口齿不清、哭泣）

②四肢无力

③意识丧失（有多长时间/逆行性遗忘）

④AVPU/GCS 评分

⑤头痛（频率、形式）、血肿（部位）

⑥头昏、恶心、呕吐

⑦步态（稳定/不稳定）

⑧其他

（4）胃肠道系统

①恶心、呕吐（频率与颜色）

②大便习惯、上次解大便时间

③腹泻（频率与颜色）

④咖啡渣样呕吐物、黑便

⑤背痛

⑥腹部（软、扩张的、坚硬、触痛、无触痛）

⑦与腹部外科相关的过去史

⑧有无肠鸣音

⑨其他

（5）泌尿系统

①小便频率

②排尿困难、尿痛、烧灼感

③血尿（是否肉眼能看见的、是否有血凝块）

④尿急、排尿延缓

⑤尿潴留

⑥腰痛、肋脊角钝痛

⑦其他

（6）妇产科

①末次月经（量、时间、间隔时间）、月经后期

②预产期、妊娠、妊娠次数、流产

③阴道出血（量、护垫型号、血凝块、见红）或分泌物

④恶漏/胎膜破裂（液体颜色）

⑤腹痛

⑥±胎心音

⑦其他

（7）肌肉骨骼系统

①局部发红、肿胀、畸形、创伤

②局部疼痛、压痛

③活动范围

④末梢循环、感觉、主动运动（疼痛、麻痹、触觉异常、搏动感、苍白）

⑤毛细血管再充盈

⑥其他

（8）眼耳鼻喉

①喉

- 咽喉痛、异物感
- 声嘶、发音困难
- 发音困难、舌肿大
- 流涎、牙关紧闭
- 其他

②眼

- 局部红肿、痛、流泪
- 眼睛运动（完整的、受损的、缺失的）
- 视力
- 视力模糊、复视
- 瞳孔大小与对光反应
- 眼前房出血

- 悬浮物、闪光
- 其他

③耳

- 痛、排水
- 乳突压痛
- 急性失听
- 耳鸣
- 其他

④鼻

- 鼻出血
- 分泌物
- 异物
- 鼻窦压痛
- 儿童
- 外表/活动度/食欲
- 呼吸作用
- 循环